面向人民健康
提升健康素养

相约健康百科丛书

U0246117

面向人民健康
提升健康素养

相约健康百科丛书

康养康复系列

# 脑卒中康复怎么办

主编 燕铁斌 金冬梅

人民卫生出版社
·北京·

**陈竺院士**
说健康

# 总　序

人民健康是现代化最重要的指标之一，也是人民幸福生活的基础。党的二十大报告明确到 2035 年建成健康中国。社会各界，尤其是全国医疗卫生工作者，要坚持以人民为中心的发展思想，把保障人民健康放在优先发展的战略位置，加快推进健康中国建设，全方位全周期保障人民健康，为实现"两个一百年"奋斗目标、实现中华民族伟大复兴的中国梦打下坚实的健康基础，为共建人类卫生健康共同体作出应有的贡献。

为助力健康中国建设，提升人民健康素养，人民卫生出版社（以下简称"人卫社"）联合相关学（协）会、平台、媒体共同策划，整合各方优势、创新传播途径，打造高质量的纸数融合立体化传播健康知识普及出版物《相约健康百科丛书》（以下简称"丛书"）。丛书通过图书、新媒体、互联网平台等全媒体，努力为人民群众提供全生命周期的健康知识服务。在深入了解丛书的策划方案、组织管理和工作安排后，我欣然接受了邀请，担任丛书专家指导委员会主任委员，主要基于以下考虑。

**建设健康中国，人人享有健康。**党的十八大以来，以习近平同志为核心的党中央一直高度重视、持续推动健康中国建设。2016 年党中央、国务院印发的《"健康中国 2030"规划纲要》指出，推进健康中国建设，是全面建成小康社会、基本实现社会主义现代化的重要基础，是全面提升中华民族健康素质、实现人民健康与经济社会协调发展的国家战略。健康中国的主题是"共建共享、全民健康"，共建共享是基本路径，

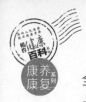

全民健康是根本目的。人人参与、人人尽力、人人享有，实现全民健康，需要全社会共同努力。党的二十大对新时代新征程上推进健康中国建设作出新的战略部署，赋予了新的任务使命，提出"把保障人民健康放在优先发展的战略位置，完善人民健康促进政策"。丛书建设抓住了健康中国建设的核心要义。

**提升健康素养，需要终身学习。**健康素养是人的一种能力：它能够帮助个人获取和理解基本的健康信息和服务，并能运用其作出正确的判断和决定，以维持并促进自己的健康。2008 年 1 月，卫生部发布《中国公民健康素养——基本知识与技能（试行）》，首次以政府文件的形式界定了居民健康素养，我很高兴签发了这份文件。此后，我持续关注该工作的进展和成效。经过多年的不懈努力，我国健康素养促进工作蓬勃发展，居民健康素养水平从 2009 年的 6.48% 上升至 2021 年的 25.4%，人民健康状况和基本医疗卫生服务的公平性、可及性持续改善，主要健康指标居于中高收入国家前列，为以中国式现代化全面推进中华民族伟大复兴奠定了坚实的健康基础。健康素养需要持续地学习和养成，丛书正是致力于此。

**健康第一责任人，是我们自己。**2019 年 12 月，十三届全国人大常委会第十五次会议通过了《中华人民共和国基本医疗卫生与健康促进法》，该法第六十九条提出"公民是自己健康的第一责任人，树立和践行对自己健康负责的健康管理理念，主动学习健康知识，提高健康素养，加强健康管理。倡导家庭成员相互关爱，形成符合自身和家庭特点的健康生活方式。"从国家法律到健康中国战略，都强调每个人是自己健康的第一责任人。只有人人都具备了良好的健康素养，成为自己健康的第一责任人，健康中国才有了最坚实的基础。丛书始终秉持了这一理念，能够切实帮助读者承担起自己的健康责任。

接受丛书编著邀请后，我多次听取了丛书工作委员会和人卫社的汇报，提出了一些建议，并录制了"院士说健康"视频。我很高兴能以此项工作为依托，为人民健康多做些有意义的工作。丛书工作委员会和人卫社的同仁们一致认为，这件事做好了，对提高国民特别是青少年健康素养意义重大！

2022年11月，在丛书启动会议上，我提出丛书建设要做到心系于民、科学严谨、质量第一、无私奉献四点希望。2023年9月，丛书"健康一生系列"正式出版！丛书建设者们高度负责、团结协作，严谨、创新、务实地推进丛书建设，让我对丛书即将发挥的作用充满了信心，也对健康科普工作有了更多的思考。

**一是健康科普工作需把社会责任放在首位。**丛书为做好顶层设计，邀请一批院士担任专家指导委员会的成员。院士们的本职工作非常繁忙，但他们仍以极高的热情投入丛书建设中，指导把关、录制视频，担任健康代言人，身体力行地参与健康科普工作。全国广大医务工作者也要积极行动起来，把社会责任放在首位，践行习近平总书记提出的"科技创新、科学普及是实现创新发展的两翼"之工作要求，把健康科学普及放在与医药科技创新同等重要的位置，防治并重，守护人民健康。

**二是健康科普工作应始终心系于民。**健康科普需要找准人民群众普遍关心的健康问题，有针对性地开展工作，方能事半功倍。丛书每一个系列都将开展健康问题征集活动，"健康一生系列"收集了两万余个来自大众的健康问题，说明人民群众的健康需求是旺盛的，对专家解答是企盼的。丛书组织专家对这些问题进行了认真的整理、分析和解答，并在正式出版前后组织群众试读活动，以不断改进工作，提升质量，满足人民健康需求，这些都是服务于民的重要体现。丛书更是积极尝试应用新

技术新方法，为科普传播模式创新赋能，强化场景化应用，努力探索克服健康科普"知易行难"这个最大的难题。

**三是健康科普工作须坚持高质量原则。**高质量发展是中国式现代化的本质要求之一。健康科普工作事关人民健康，须遵从"人民至上、生命至上"的理念，把质量放在最重要的位置，以人民群众喜闻乐见的方式，传递科学的、权威的、通俗易懂的健康知识，要在健康科普工作中塑造尊重科学、学习科学、践行科学之风，让"伪科学""健康谣言""假专家"无处遁形。丛书工作委员会、各编委会坚持了这一原则，将质量要求落实到每一个环节。

**四是健康科普工作要注重创新。**不同的时代，健康需求发生着变化，健康科普方式也应与时俱进，才能做到精准、有效。丛书建设模式创新也是耳目一新，比如立足不同的应用场景，面向未来健康需求的无限可能，设计了"1+N"的丛书系列开放体系，成熟一个系列就开发一个；充分发挥专业学（协）会和权威专家作用，对每个系列的分册构建进行充分研讨，提出要从健康科普"读者视角"着眼，构建具有中国特色的国民健康知识体系；精心设计各分册内容结构和具有中华民族特色的系列 IP 形象；针对人民接受健康知识的主要渠道从纸媒向互联网转移的特点，设计纸数融合图书与在线健康知识问答库结合，文字、图片、视频、动画等联动的全媒体传播模式，全方位、全媒体、全生命周期服务人民健康等。

**五是健康科普工作需要高水平人才队伍。**人才是所有事业的第一资源。丛书除自身的出版传播外，着眼于健康中国建设大局，建立编写团队组建、遴选与培养的系列流程，开展了编写过程和团队建设研究，组建来自全国，老、中、青结合的高水平编者团队，且每个分册都通过编写过程的管理努力提升作者的健康科普能力。这项工作非常有意义。希望未来，越来越多的卫生健康工作者能以高度的社会责任感、职业使命感，以无私奉献的精神参与到健康科普工作中，以更多更好的健康科普精品，服务人民健康。

衷心希望，通过驰而不息的建设，丛书能让健康中国、健康素养、健康第一责任人的理念深入人心，并转化为建设健康中国的重要动力，成为国民追求和促进健康的重要支撑。

衷心希望，能以大型健康科普精品丛书为依托，培养一支高水平的健康科普作者队伍，增强文化自信的建设力量，从而更好地为中华民族现代文明贡献健康力量。

衷心希望，读者朋友们积极行动起来，认真汲取《相约健康百科丛书》中的健康知识，把它们运用到自己的生活里，让自己更健康，也为健康中国建设作出每个公民的贡献！

中国红十字会会长
中国科学院院士
丛书专家指导委员会主任委员

2023 年 7 月

# 相约健康百科丛书
## 出版说明

健康是幸福生活最重要的指标，健康是 1，其他是后面的 0，没有 1，再多的 0 也没有意义。提升健康素养，是提高全民健康水平最根本、最经济、最有效的措施之一。党的二十大报告要求，加强国家科普能力建设，深化全民阅读活动。习近平总书记指出，科技创新、科学普及是实现创新发展的两翼，要把科学普及放在与科技创新同等重要的位置。在这一重要指示精神的指引下，人民卫生出版社（以下简称"人卫社"）努力探索让科学普及这"一翼"变得与科技创新同样强大，进而助力创新型国家建设。经过深入调研，团结广大医学科学家、健康传播专家、学（协）会、媒体、平台，共同策划出版《相约健康百科丛书》（以下简称"丛书"）。

为了帮助读者更好地了解和使用丛书，特将出版相关情况说明如下。

### 一、丛书建设目标

丛书努力实现五个建设目标，即：高质量出版健康科普精品，培养优秀的健康科普团队，创新数字赋能传播模式，打造知识共建共享平台，最终提升国民健康素养，服务健康中国行动落实和中华民族现代文明建设。

### 二、丛书体系构建

1. 丛书各系列分册设计遵从人民至上的理念，突出读者健康需求和

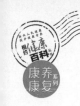

视角。各系列的分册设计经过多轮专家论证、读者健康需求调研，形成从读者需求入手进行分册设计的共识，更好地与读者形成共鸣，让读者愿意读、喜欢读，并能转化为自身健康生活方式和行为。

比如，丛书第一个系列"健康一生系列"，既不按医学学科分类，也不按人体系统分类，更不按病种分类，而是围绕每个人在日常生活中会遇到的健康相关问题和挑战分类。这个系列分别针对健康理念养成，到人生面临的生、老、病问题，再到每天一睁眼要面对的食、动、睡问题，最后到更高层次的养、乐、美问题，共设立 10 个分册，分别是《健康每一天》《健康始于孕育》《守护老年健康》《对疾病说不》《饮食的健康密码》《运动的健康密码》《睡眠的健康密码》《中医养生智慧》《快乐的健康密码》和《美丽的健康密码》。

2. 丛书努力构建从健康知识普及到健康行为指导的全生命周期全媒体的健康知识服务体系。依靠权威学（协）会和专家的反复多次研究论证，从读者的健康需求出发，丛书构建了"1+N"系列开放体系，即以"健康一生系列"为"1"；以不同人群、不同场景的不同健康需求或面临的挑战为"N"，成熟一个系列就开发一个系列。"主动健康系列""应急急救系列""就医问药系列""康养康复系列"，以及其他系列将在"十四五"期间陆续启动和出版。

3. 丛书建设有力贯彻落实"两翼论"精神，推动健康科普高质量创新发展。丛书除自身的出版传播外，还建立编写团队组建、遴选与培养的系列流程，开展了编写过程和团队建设研究，组建来自全国，老、中、青结合的高水平编者团队，并通过编写过程的管理努力提升作者的健康科普能力。丛书建设部分相关内容还努力申报了国家"十四五"主动健康和人口老龄化科技应对重点专项；以"《相约健康百科丛书》策划出版为基础探索全方位、立体化大众科普类图书出版新模式"为题，成功获得人卫研究院创新发展研究项目支持。

**三、丛书创新特色**

1. 体现科学性、权威性、严谨性。为做好丛书的顶层设计、项目实施和编写出版工作，保障科学性，成立丛书专家指导委员会、工作委员会和各分册编委会。

第十二届、十三届全国人大常委会副委员长，中国红十字会会长陈竺院士担任丛书专家指导委员会主任委员，国家卫生健康委员会副主任李斌、中国计划生育协会常务副会长于学军、中华预防医学会名誉会长王陇德院士、中国健康促进基金会荣誉理事长白书忠等担任副主任委员，三十余位院士应邀担任委员。专家们积极做好丛书顶层设计、指导把关工作，录制"院士说健康"视频，审阅书稿，甚至承担具体编写工作……他们率先垂范，以极高的社会责任感投入健康科普工作，为全国医务工作者参与健康科普工作树立了榜样。

人民卫生出版社、中国健康促进基金会、中国计划生育协会、中华预防医学会、中国科普研究所、全国科学技术名词审定委员会、健康报社、新华网客户端《新华大健康》等机构负责健康科普工作的领导和专家组成了丛书工作委员会，并成立了丛书工作组，形成每周例会、专题会、组建专班等工作机制，确保丛书建设的严谨性和高质量推进。

各系列各分册编委会均由相关学（协）会、医学院校、研究机构等领域具有卓越影响力的专家组成。专家们面对公众健康需求迫切，但优秀科普作品供给不足、科普内容良莠不齐的局面，均以极大的热忱投入丛书建设与编写工作中，召开编写会、审稿会、定稿会等各类会议，对架构反复研究，对内容精益求精，对表达字斟句酌，为丛书的科学性、

权威性和严谨性提供了可靠保证。

2. 彰显时代性、人民性、创新性。习近平总书记在文化传承发展座谈会上发表重要讲话，强调"在新的起点上继续推动文化繁荣、建设文化强国、建设中华民族现代文明，是我们在新时代新的文化使命"。丛书以"同中国具体实际相结合、同中华优秀传统文化相结合"理念为指导，彰显时代性、人民性、创新性。

丛书高度重视调查研究工作，各个系列都会开展面向全社会的问题征集活动，并将征集到的问题融入各个分册。此外，在正式出版前后都专门开展试读工作，以了解读者的真实感受，不断调整、优化工作思路和方法，实现内容"来自人民，根植人民，服务人民"。

在丛书整体设计和 IP 形象设计中，力求用中国元素讲好中国健康科普故事。丛书在全程管理方面始终坚持创新，在书稿撰写阶段，即采用人卫投审稿平台数字化编写方式，从源头实现"纸数融合"。在图书编写过程中，同步建设在线知识问答库。在图书出版后，实现纸媒、电子书、音频、视频同步传播，为不同人群的不同健康需求提供全媒体健康知识服务。

3. 突显全媒性、场景性、互动性。丛书采取纸电同步方式出版，读者可通过数字终端设备，如电脑、手机等进行阅读或"听书"；同时推出配套数字平台服务，读者可通过图书配套数字平台搜索健康知识，平台将通过文字、语音、直播等形式与读者互动。此外，丛书通过对内容的数字化、结构化、标引化，建立与健康场景化语词的映射关系，构建场景化知识图谱，利用人们接触的各类健康数字产品，精准地将健康知识推送至需求者的即时应用现场，努力探索克服健康科普"知易行难"这个最大的难题。

**四、丛书的读者对象、内容设计和使用方法**

参照《中国公民健康素养 66 条》锁定的目标人群，丛书读者对象定为接受九年义务教育及具备以上文化水平的人群，采用问答形式编写，重点选择大众日常生活中"应知道""想知道""不知道"和"怎么办"的问题。丛书重在解决"怎么办"，突出可操作性，架起大众对"预防为主"和"一般健康问题"从"为什么"到"怎么办"的桥梁，助力从"以治病为中心"向"以健康为中心"转变。

丛书是一套适合普通家庭阅读、查阅和收藏的健康科普书，覆盖日常生活中会遇到的常见健康问题。日常阅读，可以有效提升健康素养；遇到健康问题时查阅对应内容，可以达到答疑解惑、排忧解难的目的。此外，丛书还配有丰富的富媒体资源，扫码观看视频即可接收来自专家针对具体健康问题的进一步讲解。

《庄子·内篇·养生主》提醒我们："吾生也有涯，而知也无涯，以有涯随无涯，殆已！"如何有效地让无穷的医学知识转化为有限的健康素养，远远不止"授人以渔"这么简单，这需要以大型健康科普精品出版物为依托，培养一支高水平的健康科普作者队伍；需要积极推进相关领域教育、科技、人才三位一体发展，大力弘扬科学精神和科学家精神；还需要社会各界积极融健康入万策，并在此基础上努力建设健康科学文化，增强文化自信的建设力量，从而更好地为中华民族现代文明建设贡献健康力量。

衷心感谢丛书建设者们和读者们的大力支持，让我们共同努力，为健康中国建设和中华民族现代文明建设作出力所能及的贡献。

丛书工作委员会

2023 年 7 月

# 前　言

目前，脑卒中已成为我国居民的首要死亡原因。

脑卒中具有发病率高、复发率高、致残率高、死亡率高和经济负担重的特点，根据《中国脑卒中防治报告（2023）》，我国 40 岁及以上人群脑卒中的现患人数已经达 1 242 万，且发病人群呈现年轻化趋势。

引发脑卒中的危险因素很多，主要包括高血压，糖尿病，高脂血症，心脏病，不良生活习惯（如吸烟、酗酒、熬夜、劳累）。从单一因素来看，这些危险因素皆可预防其发生，但由于所处的复杂环境及诸多因素同时作用于人体，对这些危险因素防不胜防，从而导致了脑卒中的发病率居高不下。

流行病学调查显示，我国现有脑卒中患者 1 300 余万人，平均每 10 秒钟就有 1 人发生脑卒中或脑卒中复发，每 28 秒就有 1 人因脑卒中离世。幸存脑卒中患者中约 75% 遗留不同程度的功能障碍（俗称"后遗症"），其中 40% 属于重度功能障碍，患者及家庭承受着巨大的经济损失和身心痛苦。民间有"一人中风，全家瘫痪"的说法，可见其危害性。

长期以来，在医院接诊脑卒中患者时，经常有患者及其家属询问医护人员下列问题。

为什么会发生脑卒中？脑卒中可以预防吗？如何预防？

如何早期发现脑卒中？脑卒中有哪些预警信号？

一旦发生了脑卒中，如何及时救治？

脑卒中会复发吗？哪些因素容易引起复发？如何防止复发？

发生了脑卒中怎么办？脑卒中发生后的功能障碍怎么康复？

只能住院进行康复吗？门诊或社区是否可以进行康复？回家后如何在家康复？

为了解答脑卒中患者及家属的上述问题，我们组织了国内长期从事脑卒中预防、治疗、康复方面的专家，通过通俗易懂的语言，结合生动形象的图片，采用问答的方式逐一介绍了脑卒中发生的危险因素，如何早发现、早治疗、早康复，以及全程康复的基本常识。

脑卒中的康复绝非"一日之功"，而是一个漫长而艰辛的过程！家属的积极支持、患者的积极参与，以及社会的关爱是患者康复的重要保障。此外，康复的有效性也需要通过时间来验证。因此，一旦发生了脑卒中，要尽可能地早期开始康复，利用有效康复的时间窗，坚持全程康复，最大程度地改善功能障碍。

守护大脑，救治大脑，从预防到康复，我们一直在您身边！

燕铁斌　金冬梅

2024 年 4 月　广州

## 目 录

# 第一章　正确认识脑卒中

# 第二章 功能障碍的康复

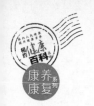

## 四 吞咽功能的康复 132

## 第三章　并发症的康复

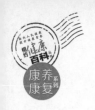

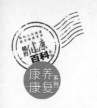

# 第四章 环境与居家康复

## 第五章　借助辅具改善生活

### 一　借助辅具改善功能　　　

### 二　矫形器　　　

### 三　移动康复辅助器具

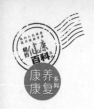

# 第一章

# 正确认识脑卒中

# 一

# 脑卒中的
# 危害

# 1. 为什么说脑卒中是**人类健康的"第一杀手"**

关键词

脑卒中具有发病率高、复发率高、致残率高、死亡率高及经济负担重的特点。据世界卫生组织统计，全世界每6个人中就有1个人可能罹患脑卒中，平均每28秒就有1人因脑卒中离世，目前已被列为全球第二、我国居民第一死亡病因。根据《中国脑卒中防治报告2023》显示，脑卒中高危人群年轻化趋势明显，约有3/4患者不同程度丧失劳动力或生活不能自理，给家庭和社会造成了巨大负担。因此，为加强公众对脑卒中的认识，世界卒中组织将每年的10月29日定为"世界卒中日"。

脑卒中 脑血管

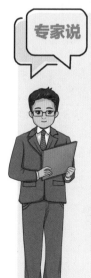

**专家说**

高血压、糖尿病、血脂异常、房颤、吸烟、过量酒精摄入、不合理膳食、超重或肥胖、缺乏运动、心理因素等都可能是导致脑卒中的"幕后推手"。如何远离脑卒中？中国疾病预防控制中心提出了"健康四大基石"的建议。

**1. 合理膳食** 成年人每日食盐摄入量不超过5g，减少富含油脂和高糖的食物摄入，限量食用烹调油，每天饮水要充足。

**2. 适量运动** 以大肌肉群参与的有氧耐力运动为主，如健走、慢跑、游泳、太极拳，运动量一般应达

到中等强度。防止过度劳累、用力过猛。

**3. 戒烟限酒** 戒除吸烟、过量饮酒等不良嗜好。

**4. 心理平衡** 保持情绪平稳。

此外，还应在日常生活中注意气候变化、避免久坐、防止过快改变体位、避免便秘、定期健康体检、发现问题及早诊治。有高血压、高脂血症、糖尿病、房颤等疾病的患者应积极治疗原发病，控制危险因素，积极参与当地医疗卫生机构开展的脑卒中高危人群筛查、干预等活动。

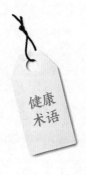

**脑卒中**

脑卒中，俗称"中风"，是由脑血管病变所致脑部血液循环障碍而引起的局限性或弥散性脑功能缺损的疾病，主要分为缺血性脑卒中（短暂性脑缺血发作、脑梗死等）及出血性脑卒中（脑出血、蛛网膜下腔出血等）。脑卒中多突然起病，因病灶位置不同，可导致肢体瘫痪、语言障碍、吞咽困难、认知障碍、情绪障碍等不同的功能障碍。

（金冬梅）

# 2. 为什么脑卒中后患者会出现很多**功能障碍**

大脑作为中枢神经系统，是人体的最高"司令部"。在大脑的精密指挥下，人体才得以完成感觉、运动、语言、思维、情绪等一系列活动。虽然正常成人的大脑重量仅占体重的 2%~3%，但脑组织的耗氧量占全身耗氧量的 20%~30%。大脑几乎没有能量储备，因此对缺血、缺氧格外敏感。血液供应完全中断 6 秒，即可出现意识丧失；完全中断 5 分钟，即可出现不可逆的损伤。

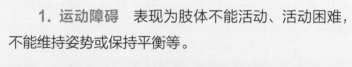

**专家说**

**大脑不同部位的损害会产生不同的功能障碍**

1. 运动障碍　表现为肢体不能活动、活动困难，不能维持姿势或保持平衡等。

2. 感觉障碍　表现为感觉减退、过敏或疼痛、麻木等感觉异常。

3. 认知障碍　表现为记忆力、注意力、理解力、执行力等功能的下降。

4. 言语障碍　表现为语言功能丧失、受损或构成言语的肌肉出现功能障碍。

5. 吞咽障碍　表现为吞咽困难、流口水或饮水呛咳等。

6. **尿便障碍**  表现为大小便失禁或无法解出。

7. **心肺功能障碍**  表现为反复咳嗽、咳痰，活动后胸闷、气促等。

8. **心理障碍**  表现为脑卒中后抑郁、焦虑。

### 发生脑卒中后的处理措施

一旦发生脑卒中，需要将患者转运到具备脑卒中救治能力的医疗机构接受规范救治。为解决目前公众对脑卒中识别率低、院前转运效率不高、院前及院内协作欠佳、院内绿色通道不畅等问题，使急性脑卒中患者得到高效、规范的救治，2011年原卫生部启动了脑卒中筛查与防治工程，并成立了卫生部脑卒中筛查与防治工程委员会，积极组织开展具有中国特色的卒中中心建设，打造"区域卒中黄金一小时救治圈"，建立快速高效的急性期脑卒中救治模式，大大优化了急性脑卒中院内诊治流程。

脑卒中患者康复治疗需要康复团队、社区、患者自身和家庭配合完成。急性脑卒中院内诊治2周后应转入康复科或康复专科医院开展功能评估和康复；6个月后可转入社区医院或家庭继续康复治疗。

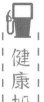

卒中中心是整合神经内科、神经外科、神经介入、急诊、重症、康复、护理、医技等医疗资源，实现对脑卒中特别是急性期脑卒中进行高效、规范救治的相对独立的诊疗单元，是脑卒中救治的质量控制和组织管理模式。

（金冬梅）

# 3. 为什么脑卒中后患者会出现很多**并发症**

脑卒中并发症的产生与其引起的功能障碍息息相关。脑卒中患者多为高龄，部分器官已经开始发生退行性改变，功能恢复能力不如年轻患者。

专家说

**长期卧床是产生并发症的主要原因**

长期卧床会导致肌肉失用性萎缩、骨质疏松、肌力下降、关节挛缩，部分患者会出现肺功能下降、咳嗽力量减弱，使呼吸道分泌物不易排出，造成坠积性肺炎。

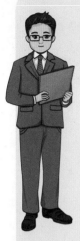

长期卧床还会导致血流变慢、血液黏稠，增加深静脉血栓形成的发生风险，甚至影响心脏收缩功能。

长期卧床可减少胃液的分泌，使胃排空时间延长，食欲缺乏，造成蛋白和碳水化合物吸收减少；加之胃肠蠕动减弱，引起排便困难；部分瘫痪患者因导尿次数多，尿路感染的概率增加。局部组织长时间受压，持续缺血、缺氧、营养不良，导致软组织溃烂和坏死，形成压疮。

脑卒中后有吞咽功能障碍的患者因长时间进食减少、蛋白质与能量摄入不足会导致难以纠正的营养不良及肌肉萎缩。吞咽障碍极易造成误吸，引起坠积性肺炎，加之长期卧床，易恶化成为重症肺炎，死亡率高，应尽早防治。

**如何减少脑卒中并发症**

卧床患者应注意正确的体位摆放，定时改变体位。鼓励患侧卧位，适当健侧卧位，少用半卧位及仰卧位，保持正确的坐姿，渐进性地进行体位转移训练。早期实施关节被动活动，防止肌肉失用性萎缩。

偏瘫患者应在病情稳定后尽快离床，借助器械进行站立、步行等康复训练，重视瘫痪肌肉的肌力训练，缓解肌肉痉挛，辅以相应肌肉的电刺激。

脑卒中后出现交流障碍的患者应在早期开始语言功能障碍的康复，适当增加语言康复训练强度。

吞咽障碍患者应尽早完成吞咽评估，并进行个性化的吞咽功能训练。存在营养不良或进食困难时，应给予患者营养支持。合并呼吸功能下降、肺内感染的患者，应加强床边的呼吸道管理和呼吸功能康复。

　　肩痛患者早期应避免用力牵拉，可给予适当的运动功能训练和物理治疗，肩关节半脱位的患者建议使用牢固的支撑装置防止恶化。

（金冬梅）

二

# 哪些人
# 容易发生脑卒中

# 4. 为什么**房颤人群**
## 容易发生脑卒中

当心脏发生房颤时，患者的心脏跳得很快、很乱，心房的肌肉各自为政、胡乱收缩，形不成合力，血液的流动就乱了，容易在心腔内形成血栓。一旦血栓脱落，就会顺着血液流到全身各处，其中到的最多的地方就是脑部血管，血栓堵住了脑血管会引起脑栓塞。

**专家说**

**房颤患者如何预防脑卒中**

对于房颤患者来说，罹患脑卒中的风险会增加，而抗凝治疗已被证明可以有效降低房颤患者发生脑卒中的风险。因此，房颤患者根据病情需要最好进行积极的抗凝治疗。

需要注意的是，这类抗凝药物不是大家熟悉的抗血小板药，如阿司匹林、氯吡格雷，而是一种抗凝血的药物。房颤引发脑卒中的原理主要是由于血栓脱落堵塞脑血管，这和脑动脉硬化引起的脑血管内血栓形成机制不一样。因此，抗血栓的治疗方案也不一样。服用阿司匹林这些抗血小板药是不能有效防止房颤血栓形成的，这是很多患者的用药误区。

房颤  抗凝药物

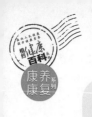

## 房颤患者常用的抗凝药有哪些

传统药物有华法林，能抑制多种凝血因子，价格便宜，在使用过程中可以监测药物作用，万一抗凝过度了还有相应的解救药物。然而，华法林容易受到食物和其他药物的影响，治疗的安全范围小，需要经常抽血监测，调整剂量，一不小心还容易引起出血。

这些年出了一些新型的口服抗凝药，如沙班类药物，利伐沙班、艾多沙班等，都是在凝血过程的不同环节起阻断作用的。这些"新药"的好处是代谢过程比较稳定，不需要总进行监测。所以，现在比较推荐使用新型抗凝药，缺点是价格要贵一些。

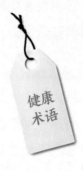

### 房颤

房颤是心房颤动的简称，是常见的心律失常之一。据统计，我国 30~85 岁居民房颤患病率为 0.77%，其中 80 岁以上人群患病率达 30% 以上。大约有 20% 的缺血性脑卒中是因为心脏问题而引发的，其中以房颤最为常见，房颤真可谓是老年人健康的"杀手"之一！

（燕晓翔）

# 5. 为什么"三高"人群
## 容易发生脑卒中

高血压、高血脂和高血糖，俗称"三高"，是潜伏在生命中的隐形"杀手"，可单独存在，也可同时存在，三者都是脑卒中的危险因素。

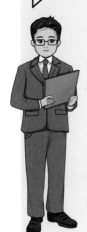

**高血压是脑卒中的独立危险因素**

调查发现，收缩压每升高 10mmHg，脑卒中的相对发病风险可增加 30%。高血压可引起脑血管动脉硬化，导致脑血管狭窄、闭塞或破裂出血。

**糖尿病与脑卒中是"难兄难弟"**

高血糖可进行性损坏血管，加速周身微小动脉的退变，导致动脉粥样斑块形成。此外，糖尿病患者常伴有血液黏稠度增高，同时凝血机制异常也会促进血栓形成。

**高脂血症和脑卒中常合并存在**

长期的高血脂会产生"血管垃圾"，这些"血管垃圾"如果不能及时代谢就会增加血管的负担，导致动脉粥样硬化，增加了脑卒中发生的风险。其中，低密度脂蛋白胆固醇的升高是动脉粥样硬化的主要危险因

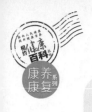

素，与缺血性脑卒中相关性较大。

**血压多少算达标**

1. 年龄大于 80 岁的老年高血压患者血压应该控制在 150/90mmHg 以下。

2. 普通高血压患者血压应控制在 140/90mmHg 以下。

3. 伴有慢性肾脏病或 2 型糖尿病患者，血压应控制在 130/80mmHg 以下。

建议 35 岁以上人群每年应至少测量 1 次血压，有高血压和 / 或脑卒中家族史的人群应增加血压测量次数。

**如何管理血糖**

脑血管疾病高危人群应定期检测血糖，必要时检测糖化血红蛋白或做口服葡萄糖耐量试验。

糖尿病控制目标：①推荐空腹血糖 4.4~7.0mmol/L，餐后血糖 <10.0mmol/L；②对大多数非妊娠成年 2 型糖尿病患者而言，合理的 HbA1c（糖化血红蛋白）控制目标为 <7.0%。

**如何管理血脂**

饮食治疗和改善生活方式是血脂异常治疗的基础措施。经过上述调整血脂仍不达标者，应首选他汀类药物治疗。

临床上根据个体动脉粥样硬化性心血管病（atherosclerotic cardiovascular disease，ASCVD）的危险程度，确定调脂治疗目标。对于 ASCVD 极高危者，他汀类药物治疗低密度脂蛋白

胆固醇（low-density lipoprotein cholesterol, LDL-C）目标值应
<1.8mmol/L 或降低≥ 50%；高危者 LDL-C 目标值应 <2.6mmol/L
或降低 50%；中危和低危者 LDL-C 目标值应 <3.4mmol/L。

（燕晓翔）

关键词

吸烟 戒烟

# 6. 为什么**吸烟人群**
## 容易发生脑卒中

虽然大家都知道吸烟有害健康，并普遍认为吸烟是导致肺癌等疾病的元凶，但很多人却不清楚吸烟对脑血管的危害同样巨大。吸烟是缺血性脑卒中的独立危险因素之一，吸烟量多、烟龄长的人，发生脑卒中的机会将大大提高。

**专家说**

**为什么吸烟会与脑卒中紧密关联**

烟草中含有一百多种有害物质，如尼古丁、焦油、一氧化碳等。当这些有害物质进入人体后，会促进血管里的红细胞积聚和白细胞沉积，导致血液黏稠度增加，血流缓慢，当达到一定程度时就会导致脑血栓的发生。

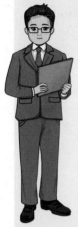

此外，烟雾中含有较高浓度的一氧化碳，这种气体极易与血液中的血红蛋白结合，生成碳氧血红蛋白，从而使红细胞失去携带氧气的功能，导致血液含氧量大大降低。缺氧及有害物质的作用可导致脑血管内皮细胞受损，加速脑动脉粥样硬化的发生。通俗地讲，长期吸烟可以让脑血管提前出现"老化"现象，并最终导致脑卒中的发生。

### 吸烟致脑卒中的危害有多大

有研究发现，吸烟者发生脑卒中的危险性是从不吸烟者的3倍多，已戒烟者比吸烟者发生脑卒中的危险性低，但比从不吸烟者发生脑卒中的危险性高。吸烟与缺血性脑卒中的发生存在剂量‑反应关系。每日吸烟＜11支者，其相对危险度为1.46，但当每日吸烟40支以上时，其相对危险度达到5.66。此外有研究证实，被动吸烟同样是脑卒中的一个重要危险因素，长期被动吸烟可使脑卒中发生的风险增加30%。

### 戒烟可以减少脑卒中的发生吗

戒烟可以降低脑卒中的发生风险，应积极促进吸烟者戒烟。

值得注意的是，目前还没有一个安全的吸烟水平。研究显示：每天只吸1支烟，患冠心病和脑卒中的危险性仍较大，其危险是每天吸20支烟的一半左右。因此，对于心脑血管高危人群来说应该以戒烟为目标，而不仅仅是减少吸烟量。

采用综合性控烟措施对吸烟者进行干预，包括心理辅导、烟碱替代疗法、口服戒烟药物等。同时要注意不吸烟者应避免被动吸烟。在社区加强宣传教育，提高公众对主动吸烟与被动吸烟危害的认识。

（燕晓翔）

# 7. 为什么**缺乏运动的人群**容易发生脑卒中

缺乏运动是城市人的"通病"，特别是中年人，而这却给健康埋下了隐患。研究显示，经常锻炼者发生脑卒中的风险较平时不经常锻炼者可降低 25%~30%。

**专家说**

**为什么缺乏运动可增加脑卒中的发病风险**

长期缺乏适当的体力运动会降低心肺功能，进而导致高血压及脑卒中的发病风险升高。同时，随着生活水平的提高、饮食结构的改变，以及日常活动量的减少，人们在摄入过高热量后，由于缺少必要的体力

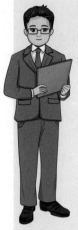

支出，每天消耗的热量大大低于摄取的热量。这不仅导致身体发胖，还会使身体状况变得不健康或处于亚健康状态，如出现高血脂、高血糖等问题。

长期规律的体力活动可以提高认知功能，促进神经生长因子分泌，通过调节神经内分泌系统提高机体对应激事件的自我保护能力；同时通过降低血压，减少糖尿病、肥胖的发生，而降低脑卒中的发病风险。

**如何通过制订运动处方来降低脑卒中的发病风险**

2013 年和 2018 年美国心脏病学会特别为加强身体活动推出了两版指南，指出增加身体活动对于心脑血管疾病等 40 多种慢性疾病有益，防治效果等同于甚至优于药物疗效。

**1. 选择适合自己身体的活动来降低脑卒中的发生风险** 建议老年人、脑卒中高危人群应在进行最大运动负荷检测后，由专业人士制订个体化运动处方，以进行合理的锻炼。建议健康成年人多从事有氧运动，如每周 3 或 4 次，每次持续约 40 分钟中等或以上强度的有氧运动（如快走、慢跑、骑自行车或其他有氧运动）。

**2. 推荐工作中保持"动静结合"** 对于日常工作以静坐为主的人群，每静坐 1 小时站起来活动几分钟，包括每周规律运动者。

（燕晓翔）

# 8. 为什么**肥胖人群**
## 容易发生脑卒中

随着生活条件的改善，体重超重或肥胖的人群越来越多，尤其是很多孩子从小就是个小胖墩，这并不是一件好事，超重和肥胖会增加脑卒中的发病风险。研究显示，肥胖者发生缺血性脑卒中的风险是非肥胖者的 2.2 倍。体重指数（body mass index，BMI）升高和腹型肥胖均是脑卒中发生的独立危险因素，2018 年一项研究分析发现，BMI 每增加 5 个单位，发生脑卒中的风险就会增加 110%。因此，建议成年人将 BMI 控制在 18.5~23.9kg/m$^2$ 范围内。

**专家说**

**肥胖者容易发生脑卒中的原因**

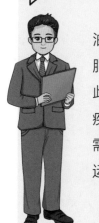

肥胖者多伴有内分泌代谢紊乱，血中胆固醇、甘油三酯含量增高，低密度脂蛋白胆固醇升高，高密度脂蛋白胆固醇降低，这些均易导致动脉硬化的发生。此外，肥胖者又容易患有糖尿病、冠心病和高血压等疾病，这些都是脑卒中的危险因素。由此可见，我们需要重视肥胖的预防和管理，并通过控制饮食、增加运动量来减少肥胖者发生脑卒中的风险。

国外一项研究发现，通过外科手术、体育锻炼、健康饮食的方式减轻体重的患者，可显著降低糖尿病、心肌梗死和脑卒中的发病率。

关键词

肥胖　体重指数　代谢紊乱

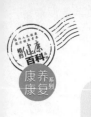

## 肥胖者如何科学减轻体重

超重和肥胖者可通过健康的生活方式、良好的饮食习惯、增加体力活动等措施来减轻体重。

**1. 控制饮食**　肥胖问题不可轻视，尤其是年轻人肥胖，更应重视。一定要注意控制饮食，减少进食量及高脂肪饮食。坚持"素多荤少，多果蔬、少肉"的饮食原则，并注意多摄取五谷杂粮、薯类和各类新鲜蔬菜、水果。

**2. 适量运动**　运动可以降低发生脑卒中的风险，肥胖者亦可以通过适当的体力运动来降低体重，促进脂质代谢，这有助于预防动脉硬化及脑卒中的发生。

**3. 控制"三高"**　肥胖者很容易出现"三高"（高血压、高血糖和高血脂），前文提到通过积极干预"三高"，可以显著降低脑卒中的发病风险。

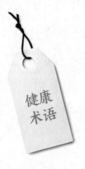

**体重指数**

临床上常用体重指数作为判断肥胖程度的简易指标，BMI= 体重（kg）/ 身高的平方（$m^2$）。根据 BMI 将体重分为过轻、正常、超重、肥胖。

（燕晓翔）

# 9. 为什么脑卒中人群呈现
# 年轻化趋势

在人们的传统观念中，脑血管疾病似乎只与中老年人密切相关，而年轻人则不必为此担忧，其实这种想法是错误的。随着社会的进步和现代生活方式的改变，这种曾经的"老年病"在中国正呈现出年轻化的趋势。当代年轻人工作压力大、生活节奏快，且往往伴随着不良的生活习惯。据统计，有 10%~15% 的人在 45 岁之前就发生了脑卒中。

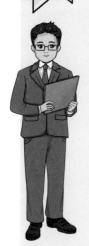

**专家说** 为什么年纪轻轻就得了脑卒中

年轻人因长时间的劳累、频繁地熬夜、吸烟、应酬过多、生活作息不规律，以及缺乏必要的体力运动等因素，易早早患上高血压、高脂血症、糖尿病等。这些都是脑血管疾病的危险因素。部分青年人往往会觉得自己年轻不可能患脑血管疾病，缺乏对自身健康的管理意识，甚至根本不重视身体已经发出的"警报"，久而久之，就会引起脑卒中的发生。

此外，有些青年卒中与早发心脑血管疾病家族史、心脑血管畸形或先天发育异常、血管损伤（如血管夹层）、感染因素、滥用药物及口服避孕药等多因素密切相关。

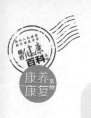

**青年卒中有哪些特点**

1. 发病群体以男性为主，多数为缺血性脑卒中，在 18~44 岁年龄段中，脑卒中的发病率随年龄增长而上升。

2. 超过半数的青年卒中患者具有脑血管疾病的传统危险因素，但往往对这些危险因素缺乏规范化治疗。

3. 相较于中老年卒中患者，不良生活方式（如吸烟、酗酒）在青年卒中患者的发病中起到了更重要作用。

4. 有早发的心脑血管疾病的家族史。

5. 偏头痛、吸烟及口服避孕药是青年女性患缺血性脑卒中的三大危险因素。

**青年人如何预防脑卒中**

尽早发现先天性因素，同时对后天可控因素进行早期干预具有重要的意义。

1. 通过自我筛查和定期体检，及早发现危险因素，及时干预。

2. 摒弃不良生活方式。

3. 重视并控制"三高"。出现异常及时就诊，并遵医嘱规律服药，定期进行复查。

4. 对于女性，偏头痛者以及口服避孕药者需要重视脑卒中的预防。

5. 倡导健康饮食，坚持适度的体育锻炼，保证充足的睡眠，并维持良好的心理与精神状态。

（燕晓翔）

# 哪些是脑卒中的
# 预警信号

# 10. 出现这些**预警信号**要**高度重视**

脑卒中发病率高、致死率高，那么有没有什么预警信号，可以帮助我们及早识别脑卒中呢？为了帮助大家更好地记住脑卒中的预警信号，可概括为"中风 120"。

**专家说**

"中风 120" 的三个步骤

【1】看 1 张脸：不对称，嘴巴歪。

【2】查 2 只胳膊：单侧无力，抬不起来。

【0】聆听语言：口齿不清。

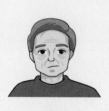
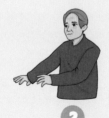
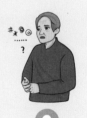

**❶**
看 1 张脸
不对称，嘴巴歪

**❷**
查 2 只胳膊
单侧无力，不能抬

**❿**
（聆）听语言
口齿不清表述不明白

 如果突然出现以上任何症状，即刻拨打"120"
快速送往附近有脑卒中救治能力的医院！

"中风 120"

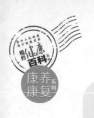

如果通过以上三步观察怀疑是脑卒中，可立刻拨打 120 急救电话。对于高血压患者，如果有了类似一过性的肢体麻木、肢体无力、语言障碍或黑蒙症状时，就要格外小心了，这可能是最后一次警告，要重视起来。

**脑卒中可防可控**

脑卒中的危险因素包括可干预和不可干预两类。不可干预的因素：年龄、性别、种族和家族遗传等；可干预的因素：高血压、糖尿病、吸烟、酗酒、心脏病、颈动脉狭窄等。

通过早期改变不健康的生活方式，积极主动地控制各种危险因素，对已经发现的危险因素给予积极的干预，从而达到预防脑血管疾病的发生或推迟其发病年龄的目的，降低脑卒中的发病率、复发率和死亡率。

（金冬梅）

# 11. 为什么说早期脑卒中在
# 头颅 CT 上会 "隐身"

脑卒中包括缺血性脑卒中和出血性脑卒中，为了帮助大家更好地理解两者的区别，这里可以打一个比方。将我们的大脑比作一片农田，脑血管就是灌溉农田的沟渠。缺血性脑卒中，就像是水渠被堵塞了，田地因为没有供水而干旱，就是临床中常说的"脑梗死"。相反，出血性脑卒中，就好比是沟渠中的水灌满后发生了决堤，水淹没了整片田地，也就是临床中常说的"脑出血"。

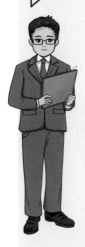
**专家说**

头颅 CT 可以准确识别绝大多数颅内出血，并有助于鉴别非血管性病变（如脑肿瘤），是疑似脑卒中患者首选的影像学检查方法，但对于急性脑梗死的显示不清晰。脑梗死的本质是由于脑部血液供应障碍，脑组织缺血、缺氧后引起的神经功能障碍。由于脑细胞坏死在 CT 上表现出低密度影通常需要 24 小时以上，短时间内大脑组织并不会有明显的改变。如果 CT 检查时间距离发病时间不到 24 小时，那么 CT 检查很可能显示"未见异常"。故而早期脑卒中在头颅 CT 上会有"隐身"的情况。

脑梗死在发病后 24 小时以内，头颅 CT 可无异常发现，这是因为在发病后 6 小时内，缺血区虽然逐渐出现脑水肿，12 小时后出现脑组织坏死，但不论肉眼或头颅 CT 都难以与正常脑组织区分。在发病 24 小时以后，脑梗死区域内才出现低密度病灶阴影。

即使头颅 CT 未发现异常病灶，但患者急性起病，已经出现神经功能缺损综合征，如言语不利、肢体无力等，CT 检查阴性也有临床意义，这类患者属于缺血性脑卒中。

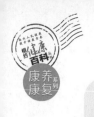

发病后是否为进展性脑卒中，确实难以准确预料，需要通过观察患者的临床症状是否逐渐加重后方可得知。另外，这类缺血性脑卒中即便治疗规范合理，也有可能收不到预期效果，所以更应引起重视。

（金冬梅）

## 12. 为什么说脑血管筛查是脑卒中**风险评估**中的"安全卫士"

随着医学知识的普及以及人们生活水平的提高，脑血管疾病已成为人们关注的健康焦点，但总会面临这样的问题：如果到医院进行针对脑血管疾病的筛查，应该挂哪个科室的号？如何选择合适的检查项目？

关于挂号问题，在县级医院人们可以选择挂"内科"或"脑病科"的号，在市级三级甲等医院，挂"神经内科"的号更为合适。

目前，门诊最常用的脑血管筛查项目有三种：经颅多普勒超声（transcranial doppler，TCD），脑计算机体层血管成像（CT angiography，CTA）和脑磁共振血管成像（magnetic

resonance angiography，MRA）。它们是脑卒中风险评估中的
"安全卫士"，有助于尽早对疾病作出诊断，对预防脑卒中提供客观
的证据。

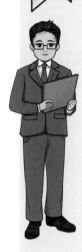

根据《中国脑卒中防治报告 2023》显示，脑卒中是我国成人致死、致残的首要原因，作为一种可防可控的疾病，早期进行筛查、干预，效果显著。

**哪些人群需要进行脑血管筛查**

1. 出现一侧上肢 / 下肢感觉麻木、无力，言语不清等症状。

2. 视觉异常，出现一过性或完全单眼失明、视物模糊等。

3. 头晕、恶心、呕吐，走路不稳、不能走直线，吞咽食物费力或呛咳。

4. 不明原因突然晕倒或摔倒，伴有短暂性意识不清。

5. 双侧上肢的脉搏不对称。

6. 头疼、头胀、乏力、嗜睡等。

7. 50 岁以上，伴有高血压、糖尿病、血脂异常、吸烟、肥胖等脑卒中危险因素。

8. 有脑卒中家族史。

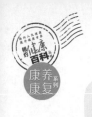

脑血管筛查项目

**1. 经颅多普勒超声** 是国家卫生健康委员会推荐使用作为脑血管疾病的首选筛查手段。这项检查具有简单、无创、便捷的优点，是最基本的检查方法。

**2. 脑计算机体层血管成像** 是一种呈现脑血管结构的 CT 血管造影检查。其优点是图像清晰，血管的细微结构显示较好，诊断准确率较高。但检查时需要注射造影剂，且存在电离辐射，对造影剂过敏及肾功能不全者也不适宜。

**3. 脑磁共振血管成像** 它的优点和 CTA 一样，图像清晰，血管结构显示清楚。但缺点是带有心脏起搏器者、体内植入金属异物者不能进行 MRA 检查。

（金冬梅）

# 13. 为什么说**头晕未必就是脑卒中**

头晕又称"眩晕"，是神经科最常见的症状。大部分人只要一出现该症状，就会认为是脑供血不足引起的。随着脑卒中发病率的增加，人们对于脑卒中引起的致残、致死性相当恐惧。因此，当头晕发作的时候，大家首先考虑的就是"脑袋"出了问题。

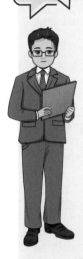

**头晕的原因**

　　最常见的引起头晕的潜在原因是心血管疾病（占40%），其次是前庭周围性疾病（占22.3%）和神经系统疾病（占19.0%）。66%的患者被确定有不止一种导致头晕的原因。

　　**1. 血管抑制性头晕**　情绪紧张、疼痛、恐惧、出血、天气闷热、疲劳、失眠等可促发血管抑制性头晕。该症状多见于体弱的年轻女性。

　　**2. 脑源性头晕**　一般见于脑动脉硬化，如基底动脉硬化或颈椎病变引起的脑部血液循环障碍，或由此导致的脑供血不足。此类头晕常在体位转变时出现或加重。

　　**3. 心源性头晕**　多见于急性心源性脑供血不足综合征，一般表现为心脏停搏、阵发性心动过速、阵发性心房颤动或心室颤动等疾病引起的急性脑缺血。

　　**4. 血管源性头晕**　主要病因包括缺血性脑卒中与出血性脑卒中。其中缺血性脑卒中包括脑梗死与短暂性脑缺血发作，常见病因包括心源性栓塞、动脉粥样硬化与主动脉夹层，少见病因包括椎基底动脉延长扩张、血管炎等。

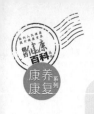

**5. 药物引起头晕** 例如抗抑郁药、抗癫痫发作药物、高血压控制药物、镇静剂等，都有可能引起头晕。

**6. 功能性低血糖引起头晕** 这类头晕会伴随心慌、虚弱感等症状，在空腹或用力时可有震颤，有时出现抽搐、意识丧失等症状。

## 出现头晕症状怎么办

头晕的患者，无论是在家还是在医院观察治疗，都需要密切注意疾病恶化的迹象（头晕发作的症状、严重程度、频率及伴随症状），如果发生恶化，一定要警惕脑缺血导致眩晕的风险。

对于首次发作的头晕患者，一定要先找专业的神经科医生就诊。容易头晕的老年人摔倒的概率较高，因此，做好防范措施至关重要。

（金冬梅）

四

# 如何正确应对
# 脑卒中

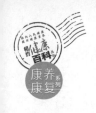

# 14. 为什么说**时间就是** "脑细胞"

研究发现，脑血流每中断 1 分钟，就会有约 200 万个脑细胞死亡；中断 5 分钟，就会造成不可逆的神经功能损伤。且随着时间的流逝，脑组织及其所支配的运动、语言、认知及情感等神经功能也将同步逐渐丧失。所以说，对于脑卒中的急救，时间就是"脑细胞"，时间就是生命。

**专家说** 为什么说时间对脑卒中患者尤为重要

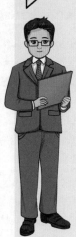

举个形象的例子：如果我们把脑组织比作田里的秧苗，那么脑血管就像是给秧苗供水和养料的水管。当脑卒中发生时，就好像田里给秧苗供水的水管发生了堵塞（脑梗死）或破损（脑出血）。此时，田里的秧苗会因缺水逐渐枯死，时间越长枯死的秧苗越多。而脑卒中的早期救治，便是"开通水渠，恢复水流灌注，抢救濒临枯萎的秧苗"。血流恢复的时间越早，被挽救的脑组织越多，若耽误的时间过久，即使恢复血流，"田里"坏死的"秧苗"也无法再活过来了，这就相当于我们的脑组织已经出现了不可逆损害，最终将造成患者出现功能障碍甚至死亡。

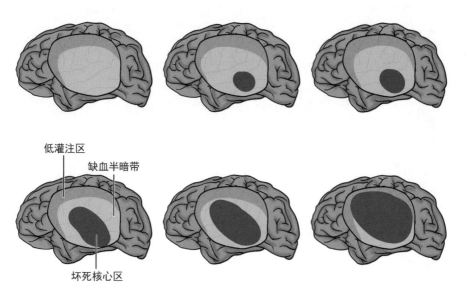

低灌注区

缺血半暗带

坏死核心区

随着时间的流逝，梗死中心面积越来越大，
缺血半暗带（可救治）的面积越来越小

（燕晓翔）

# 15. 在急性脑卒中 "时间窗"内 有哪些治疗手段

临床上，将治疗急性脑梗死的最佳时机称为"时间窗"。目前，针对急性脑梗死静脉溶栓治疗的最佳时间窗为发病后 4.5 小时内，而介入取栓的最佳时间窗为发病后 6 小时内。

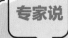 缺血性脑卒中的"超早期治疗"有哪些

"超早期治疗"主要针对缺血性脑卒中，治疗包括静脉溶栓和介入取栓治疗两大类。

1. 对于发病时间在 4.5 小时以内的患者，在符合适应证、排除禁忌证的情况下，可以使用阿替普酶静脉溶栓。

2. 对存在静脉溶栓禁忌的部分患者，可直接评估行介入取栓治疗。

3. 对发病后不同时间窗内的患者（发病后 6 小时内、距最后正常时间 6~16 小时及距最后正常时间 16~24 小时者），经严格临床及影像学评估后，可进行介入取栓治疗。

关键词

时间窗 静脉溶栓 介入取栓

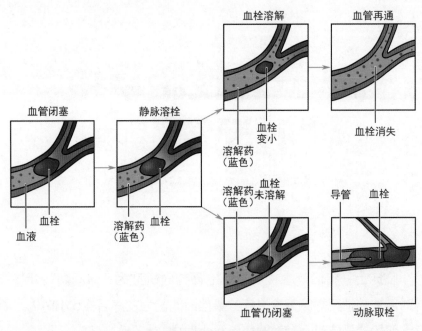

静脉溶栓治疗及血管内介入取栓治疗

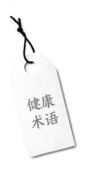

**静脉溶栓**

静脉溶栓是指通过溶栓药物把堵在脑血管里的血栓溶解掉，使闭塞的血管再通，及时恢复供血，减少脑组织的坏死。静脉溶栓治疗药物包括重组组织型纤溶酶原激活剂（阿替普酶）、尿激酶等。

**介入取栓**

介入取栓是指针对颅内大血管闭塞，通过介入导管经血管到达脑血管闭塞部位，使用特殊的取栓装置将堵在血管内的血栓取出，恢复闭塞部位血流。

（燕晓翔）

# 16. 为什么发生脑卒中后应
# 及时就医

脑卒中院前处理的关键是迅速识别疑似脑卒中患者并尽快送到医院，目的是尽快对适合的患者进行静脉溶栓或介入取栓治疗。

对于急性脑卒中患者，不仅需要及时送往医院，送对医院也同样重要。一旦发生脑卒中，需要尽快将患者送到最近的卒中中心或具备脑卒中救治能力的医疗机构接受规范救治。为此，国家卫生健康委脑卒中防治工程委员会发布了"卒中急救地图"手机软件和微信公众

号，公众登录后可详细了解脑卒中防治及急救的知识，并明确获知身边具备脑卒中救治能力医疗机构的具体位置、联系方式等信息。

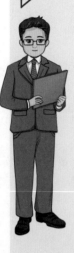

### 什么是脑卒中治疗的"绿色通道"

面对急性脑卒中，务必分秒必争。医护人员应快速启动急性脑卒中救治链，对疑似脑卒中患者优先出诊、优先转运、优先检查、优先治疗。尽可能在到达急诊室后 10 分钟内完成对患者的病情评估，建立静脉通路，测量血压、血糖，给予心电监护。45 分钟内完成脑 CT 来鉴别出血性脑卒中或缺血性脑卒中，以作出正确的治疗决定。

### 脑卒中急诊救治方法有哪些

若为缺血性脑卒中，应判断患者是否存在静脉溶栓指征及禁忌证。若患者满足静脉溶栓条件（发病 4.5 小时内），排除禁忌证后，尽量在 60 分钟内进行静脉溶栓（DTN ≤ 60 分钟）。若考虑患者存在大动脉堵塞或静脉溶栓效果不佳的情况，发病 6 小时内应考虑行动脉溶栓或机械取栓等血管内介入治疗来实现血管再通。

若为出血性脑卒中，急诊科医师应立即联系神经外科会诊，收住院或进行急诊手术治疗。

### 为什么要加强脑卒中的健康教育

在脑卒中早期救治过程中，为减少院前延误、提高救治效率，需要加强公众对于脑卒中急救知识的教育，这样可以显著增加患者对于脑卒中早期症状的识别，及时拨打 120 急救电话呼救，这些都将有助于缩短脑卒中发病至呼救的时间，让急性脑卒中患者能及时得到有效的救治。

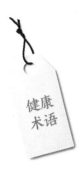

健康术语

**静脉溶栓时间**

入院到静脉溶栓时间（door to needle time, DNT）是指急性缺血性脑卒中患者进入医院到静脉溶栓开始给药时间，建议 DNT 时间在 60 分钟内，越早越好。

（燕晓翔）

# 17. 为什么脑卒中发病后不能乱吃药

当发现家人突发脑卒中后，在等待急救车到达时，有些家属会自行给患者服用家里常备的急救药，误以为吃了急救药就可以缓解病情，但这并不科学，盲目服用药物，有时不但不能起到良好效果反而会适得其反。

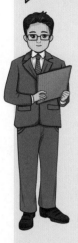

## 专家说

### 为什么脑卒中后家属不能随意给患者服药

首先，绝大多数家属并非专业医生，难以判断患者是出血性脑卒中还是缺血性脑卒中，两者服用的药物截然相反，错误的药物可能会造成很严重的后果。

其次，在患者意识不清的时候，强行服用药物或者饮水，会增加患者误吸、窒息的风险。

对于有高血压史的患者，当发生脑卒中时，往往以为是血压过高引起的，盲目服用降压药物，殊不知这是很危险的，因为对于缺血性脑卒中来说，早期血压降得过低，反而可能导致脑血流灌注更加不足，从而加重脑损伤。

### 脑卒中发生早期该如何正确应对

当发现家人可能发生急性脑卒中时，在等待救护车期间，正确的做法是沉着冷静，不乱服药物、食物、水，尽快让患者平躺，使其保持安静，一旦患者出现呕吐，应将患者头转向一侧，清除口腔、鼻腔内的异物，使其保持呼吸通畅。

抗血小板药　他汀类药物　抗高血压药

"A-S-A"即抗血小板药 - 他汀类药 - 抗高血压药，是缺血性脑卒中治疗的三大基石，一般启动治疗后需要长期服用，不能随意停药。

**1. 抗血小板药**　阿司匹林和氯吡格雷是目前最为常用的抗血小板药物。对于非心源性脑卒中患者，推荐长期使用阿司匹林和 / 或氯吡格雷治疗作为二级预防的首选用药。

**2. 他汀类药物**　是临床上最常使用的降脂药，脑卒中后服用他汀类药物能降低心脑血管事件的复发风险，并有助于改善预后。

**3. 抗高血压药**　脑卒中患者即使住院期间没有发现高血压，也需要定期监测血压。目前推荐脑卒中患者病情稳定后，若血压持续 ≥ 140/90mmHg，无禁忌证，可于起病数天后恢复使用发病前服用的抗高血压药或开始启动抗高血压药治疗。

健康云课堂

脑卒中患者如何尽早康复

（燕晓翔）

五

# 如何预防
# 脑卒中的复发

# 18. 为什么**阿司匹林能**
## 预防缺血性脑卒中

关键词

由于血小板激活形成血栓导致缺血性脑卒中，所以预防缺血性脑卒中的措施之一就是抑制血小板聚集。临床上会选用抗血小板聚集药物改善血液的高凝状态，以达到预防缺血性脑卒中的目的。其中最常用的药物是阿司匹林。

**专家说**

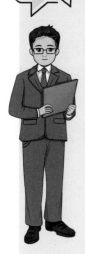

**服用阿司匹林对脑卒中是否有预防作用**

**1. 一级预防**　对于未经历过心脑血管事件的患者，服用阿司匹林是否可以预防缺血性脑卒中，一直存在争议。因此，医生需要对心脑血管风险进行个体化评估，对于低危人群，不推荐使用阿司匹林作为脑卒中的一级预防用药。通常不建议 60 岁及以上人群常规应用阿司匹林进行一级预防。任何年龄的人群，如果出血风险增加，也不建议常规使用阿司匹林。出血高危因素包括但不限于以下情况：既往有胃肠道出血或消化道溃疡疾病、既往有重要脏器出血史，低体重、血小板减少、凝血功能障碍、慢性肾脏病、同时使用增加出血风险的其他药物。

**2. 二级预防** 对于曾发生缺血性脑卒中或出现过心脏病发作的患者，服用阿司匹林是否可以预防再次出现脑卒中。阿司匹林在这种情况下预防复发缺血性脑卒中的益处已得到普遍认可。在二级预防中，推荐阿司匹林作为缺血性脑卒中急性期治疗的基石，即一经诊断，尽早给予阿司匹林，溶栓患者则推迟至溶栓 24 小时后给予。当然，任何预防效果都不能做到百分之百，还需要配合良好的生活方式和对其他危险因素的预防。

**阿司匹林不是保健品**

是药三分毒，千万不能擅自购买、服用阿司匹林，也不能突然停药，一定要在医生的专业指导及定期复诊监测下科学用药。要权衡利弊，看看服用药物的益处大还是副作用大。

总体而言，阿司匹林作为脑卒中一级预防需要把握获益大于风险的原则。阿司匹林治疗获益和风险的权衡取决于四个方面：出血风险、基础心脑血管疾病发病风险、依从性及年龄。医生要充分评估获益及风险，权衡利弊，进行个体化选择。

（刘中良）

# 19. 为什么脑卒中患者需要**他汀类药物**治疗

血脂异常包括总胆固醇（total cholesterol，TC）或甘油三酯（triglyceride，TG）水平的异常升高，以及低密度脂蛋白胆固醇（low-density lipoprotein cholesterol，LDL-C）水平升高或高密度脂蛋白胆固醇（high-density lipoprotein cholesterol，HDL-C）水平降低。血脂管理，尤其 LDL-C 水平的管理，是脑卒中预防的核心策略。

他汀类药物是血脂异常药物治疗的基石，具有降低脑卒中发生风险及复发风险的作用，对脑卒中一级预防及二级预防具有明显的疗效。

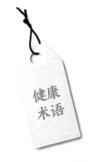

健康术语

**短暂性脑缺血发作**

短暂性脑缺血发作（transient ischemic attack，TIA）是颈动脉或椎 - 基底动脉系统发生短暂性血液供应不足，引起局灶性脑缺血导致突发的、短暂性、可逆性神经功能障碍。发作可持续数分钟，一般在 1 小时内可缓解，不超过 24 小时，并可反复发作，无后遗症。

专家说

根据《中国缺血性卒中和短暂性脑缺血发作二级预防指南 2022》，他汀类药物与脑卒中二级预防的应用目标如下。

1. **对于非心源性缺血性脑卒中或 TIA 患者** LDL-C 水平 ≥ 2.6mmol/L，推荐给予高强度他汀类药物治疗，以降低脑卒中的复发风险。

2. **对于合并颅内外大动脉粥样硬化证据的非心源性缺血性脑卒中或 TIA 患者** 推荐给予高强度他汀类药物治疗，必要时联合依折麦布，将 LDL-C 水平控制在 1.8mmol/L 及以下或将 LDL-C 水平降低 50% 及以上，以降低脑卒中和心血管事件发病风险。

3. **对于极高危缺血性脑卒中患者** 若给予最大耐受剂量他汀类药物治疗后，LDL-C 仍高于 1.8mmol/L，推荐与依折麦布联合应用；若他汀与依折麦布联合治疗后，LDL-C 水平仍未达到目标水平，推荐联合使用 PCSK9 抑制剂治疗，以预防动脉粥样硬化性心脑血管疾病事件的发生。

4. **对于他汀类药物不耐受或他汀类药物治疗有禁忌证的患者** 根据 LDL-C 水平目标值，可考虑使用 PCSK9 抑制剂或依折麦布。

5. **合并高胆固醇血症的缺血性脑卒中或 TIA 患者** 在启用他汀类药物 4~12 周后，应根据空腹血脂水平和安全性指标（肝转氨酶和肌酶）评估使用降低 LDL-C 药物的治疗效果，调整生活方式，之后每 3~12 个月根据药物调整情况评估药物治疗的依从性和安全性。

6. 长期使用他汀类药物总体上是安全的，有脑出血病史的非心源性缺血性脑卒中或 TIA 患者应权衡风险和获益合理使用。

（刘中良）

关键词

# 20. 为什么通过**定期输液**来**预防脑卒中**并**不科学**

输液　预防

常常听到在中老年人群中流传着"定期输液可以预防脑中风"的说法，他们认为脑卒中就是血管堵了，输液能缓解血管堵塞而达到预防脑卒中的目的，其实这个观念是错误的。

**专家说**

通过定期输液来预防脑卒中并不科学。输液仅能短暂改善血液循环，但效果并不持久。如果要长期稳定地维持在有效的血药浓度水平，需要一日多次不断输注，这是不可能实现的。长期反复地静脉输液容易引起静脉炎甚至静脉血栓。注射剂发生药品不良反应的风险比其他剂型要大。尤其中药注射剂成分复杂，而且容易受到提取工艺、储存温度和湿度等外在条件

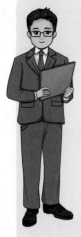

的影响而发生变质，其中含有的一些大分子物质或杂质进入体内可引起过敏等严重的不良反应。

输液是一种损伤性的给药方式，不仅有疼痛感，也存在感染风险，会增大过敏反应、热原反应、容量负荷等不良反应的发生风险。

有学者针对输液能否预防脑卒中的问题做了大样本的调查研究，按每年定期输液与否将被调查人群分组。5 年的调查结果显示，每年定期输液组和非输液组脑卒中发病率没有明显差别。此外，另有调查表明，每年定期输液组输液后 14 日内的各项血液指标有变化，如血浆黏度下降，但 30 日后恢复至原来状态。由此可见，定期输液虽在输注当时能改善血液指标，但维持时间短暂，无法有效地起到预防脑卒中的作用。

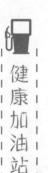

健康加油站

## 脑卒中的一级预防和二级预防

脑卒中一级预防是指在疾病发生前的预防，即通过早期改变不健康的生活行为，积极主动地控制各种致病危险因素，从而达到不发生脑卒中（或推迟发病）的目的。有基础疾病者（如高血压、糖尿病、高脂血症）应该坚持规范用药，控制病情。

脑卒中二级预防是针对已经出现脑卒中症状或已发生脑卒中的患者，这些人需要预防再次发生脑卒中。

此时除了继续控制各种危险因素外，还需要根据脑卒中发生的不同原因预防再发。必须在医生的指导下做好二级预防（如坚持服用阿司匹林抗血小板聚集、规范使用他汀类药物稳定斑块）。

（刘中良）

关键词

吸烟 饮酒 肥胖

# 21. 为什么需要**改变生活方式**来预防脑卒中

脑卒中具有高发病率、高致残率、高致死率、高复发率的特点，给患者和家属带来长期沉重的负担，虽然危害很大，但也是可防可控的，早期筛查、早期干预可取得显著效果。如何通过改变生活方式达到有效预防呢？

**专家说**

**吸烟与脑卒中**

研究认为，吸烟是脑卒中的独立危险因素，随着每天吸烟数量的增加，脑卒中的发病风险随之升高。被动吸烟同样也是脑卒中的一个重要危险因素，被动吸烟的女性发生脑卒中的风险是不存在被动吸烟女性的 1.56 倍。

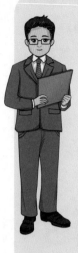

### 饮酒与脑卒中

研究认为，饮酒的人每天的饮酒量和脑卒中密切相关，随着饮酒量的增加，血压水平和脑卒中发病风险持续增加。

《中国居民膳食指南（2022）》推荐：成年男性一天饮用的酒精量不超过 25 毫升，相当于：低度白酒 75 毫升，高度白酒 50 毫升，啤酒 750 毫升，葡萄酒 250 毫升。女性则应减半。因此，饮酒者应减少饮酒量或戒酒。对于不饮酒者，建议继续保持良好的生活习惯。

## 肥胖、缺乏运动与脑卒中

研究认为，减轻体重可明显降低超重或肥胖者患心脑血管疾病的风险。BMI 增高和腹型肥胖均是脑卒中的独立危险因素。缺乏锻炼可增加总死亡率及脑卒中的发病风险。

## 合理膳食与脑卒中

合理膳食可以降低脑卒中的发病风险。

1. 每天饮食种类应多样化，使能量和营养的摄入趋于合理；每日推荐摄入谷薯类，蔬菜、水果类，肉、禽、鱼、乳、蛋类，豆类，油脂类共五大类食品。做到主食粗细搭配。

2. 建议降低钠摄入量并增加钾摄入量，有益于降低血压，从而降低脑卒中的发病风险。推荐每天的食盐摄入量不超过 5 克。

3. 增加水果、蔬菜和各种乳制品的摄入，减少饱和脂肪酸和反式脂肪酸的摄入。每天总脂肪摄入量应小于总热量的 30%，反式脂肪酸不超过 1%；新鲜蔬菜 500 克以上、水果 150 克左右；适量摄入鱼虾类 75~100 克、蛋类 25~50 克、禽肉类 50~75 克；各种乳制品的摄入量相当于液态奶 300 克；烹调植物油 <25 克；控制添加糖（即食物中添加的单糖，如冰糖、白砂糖等）的摄入，每天摄入量 <50 克，最好 <25 克。

（刘中良）

关键词

高血压 高血糖 高血脂

# 22. 为什么可以通过**控制**"**三高**"来预防脑卒中

高血压、高血糖及高血脂俗称"三高"，是导致脑卒中发生常见的危险因素，那么"三高"又是如何导致脑卒中发生的呢？

**专家说** "三高"的危害是慢性、复杂的病理过程

1. 高血压会导致脑内的小动脉发生病理性改变，血管局部扩张可形成微小动脉瘤。当情绪激动、过度劳累等因素引起血压急剧升高时，就容易导致脑血管

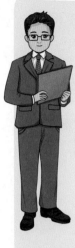

破裂出血。

2. 高血糖会造成血管内皮结构损害，破坏血管壁的完整性，导致血管通透性增加。血管内皮受损后，血小板会被激活，在受损部位凝集、形成血栓，使局部血管变窄，增加血流阻力。在高糖状态下，血流缓慢、淤滞，使血液黏度增高，更容易呈现高凝状态。

3. 人体内的糖代谢与脂代谢关系密切，当糖代谢异常时，会导致血脂紊乱。血管内皮细胞损伤，胆固醇也更容易沉积在血管内皮下形成动脉粥样斑块。高血脂引起的血管壁出现粥样硬化斑块，就好比老化的水管有很多的锈垢，这些斑块很不稳定，一旦掉下来，就可能顺着血流进入脑动脉，造成缺血性脑卒中。同时，斑块所在部位的血管弹性下降、脆性增加，增加破裂风险，容易引发出血性脑卒中。

## 预防脑卒中需要科学控制"三高"

防治高血压、糖尿病、高脂血症，首先需要定期监测血压、血糖、血脂，发现异常及时到相关专科就诊，请专科医生根据患者的血压、血糖、血脂水平，进行风险评估及制订治疗计划，遵照医嘱采取综合控制措施，包括改善生活方式、通过营养治疗改善饮食结构、通过运动治疗加强体育锻炼、进行药物治疗等，监测治疗效果，并根据患者特点及药物耐受性进行个体化治疗。

（刘中良）

# 23. 为什么要
# 重视脑血管狭窄

脑血管狭窄通常是指颅内动脉粥样硬化性狭窄（intracranial atherosclerotic stenosis，ICAS）。颅内动脉具体包括：颈内动脉颅内段、大脑中动脉、大脑前动脉、大脑后动脉、椎动脉颅内段及基底动脉。ICAS是导致缺血性脑卒中的主要原因之一，在全球范围内的患病率都非常高。其中，在亚洲人群中伴随 ICAS 的脑卒中患者患病率高达 30%~50%。伴有 ICAS 的脑卒中患者在入院时症状更重、住院时间更长，脑卒中复发率也更高，因此一定要重视脑血管狭窄。

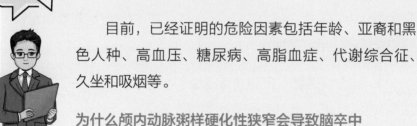

**专家说**

**颅内动脉粥样硬化的危险因素**

目前，已经证明的危险因素包括年龄、亚裔和黑色人种、高血压、糖尿病、高脂血症、代谢综合征、久坐和吸烟等。

**为什么颅内动脉粥样硬化性狭窄会导致脑卒中**

**1. 动脉栓塞**　动脉硬化斑块破裂，微栓子脱落堵塞远端小血管。

**2. 穿支动脉病变**　大动脉粥样硬化累及到其发出的穿支动脉，造成穿支动脉闭塞。

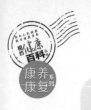

**3. 脑血流低灌注** 原位血栓形成或动脉硬化斑块造成管腔狭窄或闭塞导致远端血流低灌注。

**4. 以上因素的组合。**

**如何发现颅内动脉异常**

**1. 颈动脉超声** 超声是检查脑血管狭窄的首选方法，主要对颈内动脉及椎基底动脉颅外段进行检查，可以发现动脉硬化斑块的形成。

**2. 经颅多普勒超声** 主要对颅内血管进行检测，能辅助诊断颅内血管狭窄或闭塞，判断狭窄程度。

**3. CT 血管造影或磁共振血管造影（MRA）** 除了提供动脉粥样硬化斑块长度、体积和动脉管腔狭窄率等信息以外，CT 血管造影可根据 CT 值初步分析斑块内部成分以评估其稳定性，尤其是在斑块内钙化的显示方面具有一定优势。而 MRA 由于其较高的软组织密度分辨力和空间分辨力，可以更好地观察血管管壁和血管周围组织的情况。

**4. 脑血管造影** 是脑血管成像的金标准。优点在于可以评估血管狭窄部位、性质和侧支循环建立等情况。

**发现脑血管狭窄如何治疗**

目前，ICAS 的治疗主要包括抗血小板治疗、危险因素控制、生活方式干预、血管内治疗、抗感染治疗等，但具体的治疗方案还需要由专业医生对病情进行评估后决定。

（刘中良）

健康云课堂

如何早防早治脑卒中

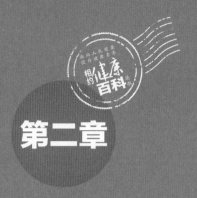

第二章

# 功能障碍的康复

一

# 运动功能的
# 康复

# 1. 为什么脑卒中后
# 会**口脸歪斜**

关键词

脑卒中后口脸歪斜是由于大脑损伤影响了面神经核上行通路，这一通路的任何部位受损，都会造成中枢性面瘫，最为常见的受损部位就是内囊。在受损之后，患者可出现面神经麻痹，这种麻痹不会影响上面部的肌肉，患者可以正常闭眼、抬起眉毛或皱眉头，但会影响下面部的肌肉，所以出现口脸歪斜、口角下垂、一侧口角流口水、鼻唇沟变浅等症状。

**什么是正常面容**

1. 表情自如，神态舒展，面色红润，精神饱满。

2. 两眼对称，可正常闭眼、抬起眉毛或皱眉头。

3. 鼻唇沟对称，口唇居中且闭合完全。

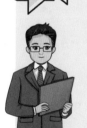

**哪些方法可以改善脑卒中后的口脸歪斜**

面肌康复操可以锻炼口轮匝肌、笑肌和颊肌等面部的表情肌，促进面部肌肉功能恢复，具体方法如下。

**1. 鼓腮训练**　患者嘴唇紧闭，在吸气的情况下鼓起脸颊，使脸颊尽量鼓起，停顿 5~10 秒后呼气放松，

中枢性面瘫　面神经麻痹　口脸歪斜

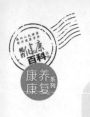

整个动作反复做 10 遍，每天做 2 组。鼓腮训练可锻炼口轮匝肌及颊肌，患者能鼓腮，其口角流口水的症状就会改善。

**2. 噘嘴训练**　患者用力将嘴巴噘起，向左右两侧运动，整个动作反复做 10 遍，每天做 2 组。噘嘴动作主要靠口轮匝肌的收缩来完成。

**3. 露齿训练**　又称"示齿训练"。患者口角同时向两侧运动，微微张开嘴唇，咬合上下牙齿，停顿 5~10 秒后放松，反复做 10 遍，每天做 2 组。露齿训练可锻炼颧大肌、颧小肌、提口角肌以及笑肌，这些肌肉的运动功能障碍是引起口角歪斜的主要原因。

## 口脸歪斜训练中需要注意什么

1. 为防止面部肌肉的萎缩，面肌功能锻炼尽可能及早进行。

2. 在做露齿训练咬合上下牙齿时，注意避免咬伤口腔黏膜。

3. 鼓腮训练时，如漏气，可用手捏住漏气侧的上下嘴唇进行训练。

（乔　娜）

# 2. 为什么脑卒中后要**尽早**开始**康复**训练

脑卒中后，患者常常面临着各种功能障碍，例如在运动方面，可能出现身体无力、活动不灵活、不能做精细的运动，甚至出现偏瘫、四肢瘫痪等症状，这些运动功能障碍可能导致患者无法完成一些基本的动作，如拿东西、拿筷子、行走等；在语言方面，如果患者脑组织坏死范围累及语言神经中枢，则会影响患者的语言能力。

**专家说** **脑卒中后尽早开始康复训练的益处**

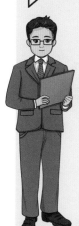

脑卒中后，大脑的可塑性和重组能力是有限的，因此尽早开始康复训练可以充分利用大脑的可塑性，促进大脑功能重组，这有助于患者改善各种功能障碍，如运动、语言、吞咽等。早期康复训练可以帮助患者提高自信心和积极性，进而减少抑郁和焦虑等心理问题，这对于患者的康复进程和预后非常重要。

此外，早期康复训练还可以预防并发症和后遗症的发生，如肌肉萎缩、关节僵硬等，这些并发症和后遗症不仅会影响患者的康复进程，还可能导致新的功能障碍。因此，建议脑卒中患者尽快接受康复训练，并在治疗师的指导下进行科学的康复训练，提高生活质量。

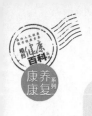

**脑卒中患者最早什么时候可以开始主动的康复训练**

为了避免过早的主动训练使原有的脑卒中病情加重，影响受损功能的改善，医生通常主张在患者生命体征稳定48小时后，病情无加重或有改善的情况下，即可开始进行主动的康复治疗。

**脑卒中患者最佳的康复时期是什么时间**

脑卒中患者发病后3个月内是最佳的康复时期，3~6个月是康复的有效时机，一般6个月后，康复训练的恢复速度可能会逐渐减慢。所以，脑卒中患者在接受康复训练之前，应根据医生的建议，积极配合，及早进行，抓住康复训练的黄金时间，以获得最佳的治疗效果。

（乔　娜）

# 3. 脑卒中后**上肢抬不起来**
## 怎么办

脑卒中急性期通常在患病后的1~2周，这个时期患者的患侧上肢肌肉处于瘫痪状态，从无自主活动能力到肌肉张力开始恢复，患者常常不能抬起上肢。随着病情的恢复，上肢肌肉的张力进一步增加，使上肢在活动时表现出活跃的共同运动。那么，正常情况下上肢能上抬到多少度？

**正常情况下上肢能上抬到多少度**

正常情况下，上肢上抬能达到 180°。

**如何进行上肢抬起的训练**

脑卒中早期患者患侧上肢肩关节周围肌肉瘫痪，常采用诱发及辅助进行肩前伸及前屈等肌肉的活动训练，方法如下。

1. **诱发上肢前伸的肌肉活动** 患者呈仰卧位，家属帮助举起患者上肢并维持在肩关节屈曲、肘关节伸直的位置，让患者想象用自己的肩关节尝试向上朝天花板伸，然后让患者的肩关节慢慢回到床上，重复做这个动作。

2. **诱发上肢前屈的肌肉活动** 患者呈仰卧位，上肢置于身体两侧，家属一只手支持患者患侧的肘关节，另一只握住腕关节，诱发肩关节前屈肌肉的收缩，让患者用力将整个患侧上肢抬离床面，然后再慢慢落回到床上。

3. **Bobath 握手上肢上抬运动** 患者进行 Bobath 握手，在健侧上肢的帮助下，双上肢伸直，做肩关节反复前屈、上抬的动作。

4. **坐位下练习肩前伸及前屈** 当患者能控制肩关节前屈大于 90° 时，让患者在坐位且肩关节前屈 90° 时，练习肩向前伸或继续扩大前屈角度。注意防止通过肩的上提（耸肩）以代替肩前屈，要避免肘关节屈曲。

关键词

肩关节 Bobath 握手 屈曲

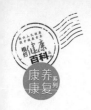

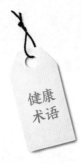

健康术语

**共同运动**

共同运动是脑卒中常见的一种肢体异常表现。当患者活动患侧上肢或下肢的某一个关节时，相邻的关节甚至整个肢体都出现一种不可控制的运动，并形成特有的活动模式，这种模式就被称为共同运动。

**Bobath 握手**

Bobath 握手即双手掌心相对，十指交叉，患侧的拇指位于健侧拇指掌指关节上方的握手方式。

（乔　娜）

# 4. 脑卒中后**手指打不开**怎么办

脑卒中后，上肢屈肌痉挛模式手表现为拇指内收，其余四指处于屈曲状态，这样不利于手指进行伸展运动，从而影响了手的功能。那么，手有哪些基本功能？

专家说

**手的基本功能**

手的基本功能是进行抓握、松开和不同形式的操作，在日常生活活动中发挥重要作用。

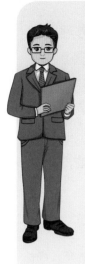

**脑卒中后手指打不开怎么办**

脑卒中后促进手指打开的训练包括抑制手指屈曲痉挛和诱发手指的伸展，方法如下。

**1. 抑制手指屈曲痉挛**

方法一：家属将其四指紧握加压在患者的大鱼际肌上，并将患者的拇指外展，家属的另一手固定患者的肘关节，将患肢前臂旋后，停留数秒，痉挛的手指即可自动伸展。

方法二：在患者患手握持不同大小的物体时，拇指和指蹼得到伸展和牵伸，物体越大牵伸越大。

注意：在训练时防止粗暴操作，不要出现疼痛刺激；训练结束后患者应戴手屈曲痉挛抑制支具以巩固疗效，每佩戴 1 小时，应取下休息 20 分钟。

**2. 快速刷滑促进手指伸展** 家属应一只手托住患者上肢，另一只手手指伸展，从患者腕关节伸肌群起始部开始，快速向指尖方向刷滑。当家属的手刷滑到患者手背时，稍向下压并加速；到患者手指处时，应减轻向下的压力，迅速离开患者手指；一般进行 2 或 3 次后，手指即可伸开。如患手手指仍不能伸展，家属一只手固定患手的腕关节使之被动向掌侧屈曲，另一只手扶持手指，用缓慢、低声的语言指示患者"放松、伸手指"，同时慢慢协助患者完成手指的伸展。

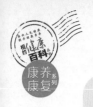

**3. 诱发腕背伸的训练** 通过患侧腕关节向桡侧偏移诱发腕伸肌的活动通常是较为有效的训练方法。具体动作：患侧上肢放在桌上，前臂呈中立位。①患侧手握塑料杯（硬质，不易变形）后，伸出桌子的边缘，做伸腕抬起和屈腕放下的动作；②患侧手腕关节向桡侧偏后，从桌子上拿起杯子，做屈腕和伸腕的动作将杯子分别放在左右两边；③患侧手伸腕伸手指后，做手背推动桌子上杯子的动作。

（乔 娜）

# 5. 脑卒中后**胳膊伸不直**
## 怎么办

　　脑卒中后随着病情的进展，患者上肢肱二头肌的张力逐渐增加以致出现肘屈曲的痉挛模式，而肱三头肌的力量表现相对较弱，导致患者在伸胳膊时十分困难。发病初期时的训练主要是诱发肱三头肌的活动，当肱二头肌的张力增加阻碍胳膊伸直时，应先降低肱二头肌的张力，再进行肱三头肌力量的训练。那么，如何诱发及训练肱三头肌的活动？

66 | 第二章　功能障碍的康复

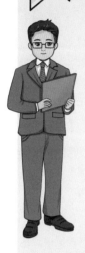

**专家说**

**如何诱发及训练肱三头肌活动**

**1. 当肱三头肌力量较弱时，诱发伸肘反应**　利用非对称性紧张性颈反射，仰卧位时，患者的头转向患侧，可增加患侧肱三头肌的张力；患侧前臂旋前，促进肱三头肌的收缩；轻叩患侧肱三头肌肌腹，在皮肤上刷擦，刺激肌肉收缩。

**2. 肱三头肌的力量训练**　仰卧位时，家属支撑患者患侧肩关节于前屈 90° 的位置，肘关节伸直，让患者的手向头部慢慢落下，再用力抬起来离开头部，做肘关节反复屈曲、伸展的动作。注意，开始训练时肱三头肌的肌力较弱，更多的动作需要由家属进行帮助；当肱三头肌力量有所恢复时，可逐渐减少家属的帮助。

**如何降低肱二头肌的肌张力**

坐位时，将患侧上肢外展外旋，肘伸直，伸腕伸指平放在身后床上。牵伸后肱二头肌的张力降低，有利于肱三头肌的伸展活动。

**关键词**

**肱二头肌　肱三头肌　痉挛**

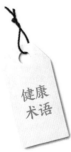

健康术语

**非对称性紧张性颈反射**

脑卒中患者身体不动，当头向一侧转动时，面向的那侧身体的伸肌紧张性增强，肢体容易伸展，而背对的那侧身体的屈肌紧张性增强，肢体容易屈曲。

（乔　娜）

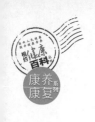

# 6. 脑卒中后**不会翻身和坐起**怎么办

　　正常人在日常生活及工作中每天要完成各种体位转移活动，并可在潜意识状况下轻而易举地完成，但对于脑卒中患者来说，如床上翻身、坐起这些基本的转移动作，轻者不能顺利完成，重者则完全不能完成。那么，如何进行床上翻身和坐起训练？

**专家说**　　**如何进行床上翻身训练**

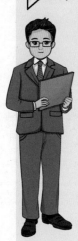

　　对脑卒中患者而言，从仰卧位到患侧卧位的翻身训练较容易完成，可先学习该翻身方式。患者在床上处于仰卧位，健侧下肢屈曲髋关节和膝关节，脚底放于床面上，患者将头转向患侧，健侧上肢和手伸向患侧，健侧脚蹬床协助旋转躯干，并带动骨盆向患侧翻身。

　　从仰卧位到健侧卧位翻身时，患者将健侧脚从患侧膝关节下方插入并沿患侧小腿伸展，将患侧脚置于健侧脚上方，然后双手进行 Bobath 握手，上举后向左、右两侧摆动，利用上肢摆动的惯性带动躯干和骨盆向健侧翻身。开始训练时，如果患者不能主动翻身，家属可协助患者旋转躯干和骨盆，以完成翻身动作。

## 如何进行坐起训练

患者可从健侧卧位或患侧卧位坐起，相对于从健侧卧位坐起，从患侧卧位坐起难度稍大，但对患者是更好的训练。健侧卧位坐起时，患者用健侧前臂支撑自己的体重，头、颈和躯干向上方侧屈，用健侧腿将患侧腿移动到床沿外，再用健侧手支撑，使躯干直立，完成床边坐起动作，如有困难，家属可从健侧向患侧推其颈肩部辅助完成。

患侧卧位坐起时，患者用健侧手将患侧上肢置于胸前，在健侧腿帮助下将双腿置于床沿外，健侧上肢横过胸前，手掌置于患侧肩关节下的床面上进行支撑，头、颈和躯干向上方侧屈起身，患者坐直，调整好姿势。当患者功能较差时，家属可在其患侧支持患者的头部、肩部并帮助患者向健侧直立。

注意：患者在翻身及坐起过程中要注意安全，在身体功能较差时，可先由家属辅助，逐步过渡后独自完成转移活动。

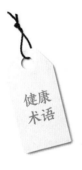

健康
术语

**健侧卧位**

健侧卧位是指患者侧卧时，患侧肢体在上方，健侧肢体在下方的侧卧位。

**患侧卧位**

患侧卧位是指患者侧卧时，健侧肢体在上方，患侧肢体在下方的侧卧位。

（乔　娜）

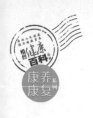

# 7. 脑卒中后**坐不稳**怎么办

由于脑部损伤，脑卒中患者的肌肉力量、运动协调性和控制能力受损，导致部分脑卒中患者面临"坐不稳""身体歪斜""容易摔倒"等难题，从而使卧床、坐轮椅时间增长。因此，训练正确的坐姿尤为重要。

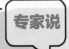

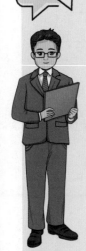

**什么是正确坐姿**

1. 双脚、双膝分开，与肩同宽。

2. 双肩水平，头中立位。

3. 躯干伸展，双髋屈曲，双肩在双髋的正上方。

**有哪些方法可以改善坐位平衡**

躯干肌群的力量训练、平衡训练可以有效改善坐位平衡，平衡训练的方法如下。

1. 静态平衡训练　躯干离开支撑面，保持上述正确的坐姿，保持时间从每次 10~30 秒开始，根据患者的能力逐渐延长。

2. 动态平衡训练　保持上述坐姿，让患者缓慢地向左、右转动头和躯干，然后回到中立位。或患者用手向前、向侧方（双侧）、向后、向上、向下抓取物体，然后回到中立位。

注意：①训练时，可逐渐增加转动的角度、抓取物体的距离；②必要时，家属可以帮助患者固定患侧下肢；③患者应保持躯干直立；④活动时可以为患者提供视觉追踪目标，如患者喜欢的物品、照片等。

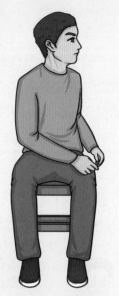

**平衡训练中需要注意什么**

1. 平衡训练可能会引起患者的焦虑，家属应给予足够的安全感。

2. 家属应距离患者足够近以保护患者的安全。

3. 训练中提醒患者放松，避免憋气和姿势僵硬。

坐位动态平衡训练

如何逐步改善脑卒中患者的平衡功能

（薛晶晶）

# 8. 脑卒中后**站不稳**怎么办

关键词

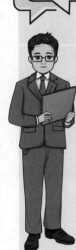

站立　平衡　重心

脑卒中后患者会出现站不稳的情况，一不小心就会摔倒，这说明患者的站立平衡出了问题，主动灵活的站立能力要求人在静态站立时具有合适的身体对线，同时，当重心发生偏移时能作出正确的预备姿势和不断地调整姿势。那么，静态站立时身体对线有哪些？

专家说

**静态站立时如果保持身体对线**

双足自然分开与肩同宽；双髋在双踝前方；双肩正对双髋；双肩水平，头处于中立位；躯干直立。

**哪些方法可以改善站立位平衡**

下肢肌群的力量训练、平衡训练可以有效改善站立位平衡，训练的方法如下。

**1. 髋关节对线训练**　患者呈仰卧位，患侧腿放在床沿外，使患侧足跟慢慢踩地，同时将髋关节稍稍抬起，但不能将髋关节抬得太高，练习小范围伸展髋关节。

**2. 练习双足负重站立并伸展髋关节**　患者双足向下踩，同时站直，将两侧髋关节向前移，移到双踝前，并让患侧腿负重。

**3. 诱发股四头肌的收缩**　患者呈仰卧位，用力伸直膝关节，绷紧大腿，尽可能长时间地保持股四头肌收缩。坐位时，家属帮助患者扶住伸直的膝关节，小腿放下时应缓慢下落，然后让患者主动用力尽量将小腿抬起。

### 4. 整体练习站立平衡功能

（1）站立时，双脚分开 10 厘米，患者抬头看向天花板，然后再回直立位；转动头和躯干，分别从躯干两侧向后看，再回到中立位。注意患者要伸髋，脚不移动，患侧下肢支撑体重。

（2）站立时，向前方、侧方、后方伸手从桌子上触摸或拿取物品。注意确保身体的运动发生在髋和踝而不只是躯干；变化双脚的位置以增加难度，如两脚并齐、两脚一前一后站立、两脚足跟对足尖站立。

（3）站立时，患者用健侧腿向前迈一步，然后向后迈一步。注意在迈腿时，重心保持在患侧腿上，保证患侧腿的髋关节和膝关节伸展。

（4）站立时，患者手扶墙或栏杆，向侧方迈步。以左侧迈步为例，先将身体重心移至右侧腿，左脚提起向左侧方迈一步，再将身体重心移至左侧腿，右脚跟上放置于左脚内侧。

（乔 娜）

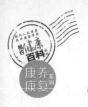

# 9. 脑卒中后**不能走路**怎么办

　　恢复步行功能是大多数脑卒中患者及其家属的迫切需求，对生活有重要影响。但并不是越早练习走路越好，架着走、拖着走、抱着走等错误的方式可能会导致髋关节、膝关节损伤，步态异常。

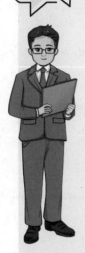

**脑卒中患者的步态有什么异常**

　　一个完整的步态周期分为支撑相和摆动相两个阶段。脑卒中患者步行时常表现为患侧下肢负重能力差，支撑相缩短；摆动相足下垂、内翻，呈现划圈步态，步行缓慢，步态不稳。

**什么时候可以开始步行训练**

　　脑卒中患者达到站位动态平衡（即独自站立时可以进行转动躯干、触碰目标物等动态动作），患侧下肢负重达体重的一半以上、可向前迈步时即可以开始步行训练。

**脑卒中患者如何在家中进行步行训练**

　　患侧下肢肌力训练、肌肉牵伸、平衡训练等均有助于改善步行功能，以下将列举部分简单、易于居家使用的步行训练方法。

**1. 提高患侧下肢负重能力的训练**

（1）患侧腿站立，健侧腿放置在前方的踏板（高约 20 厘米）上，每次 1 分钟，逐渐延长保持时间。

（2）患侧腿站立，健侧腿向前、向后迈步，或健侧腿上下踏板（高约 20 厘米），每组 10~20 个，每天 3 组。

**2. 提高患侧下肢迈步能力的训练**

（1）健侧腿站立，患侧腿上下踏板（高约 20 厘米），每组 10~20 个，每天 3 组。

（2）健侧腿站立，患侧腿原地向前、向后迈步，每组 10~20 个，每天 3 组。

**3. 步行训练**

（1）平行杠内行走训练：健侧手扶持平行杠，先小步幅行走，注意患足放稳、放平。小步幅行走较稳时，可适当加大步幅。如果有足下垂和足内翻倾向，可穿戴踝足矫形器。患者完成平行杠内行走训练后，可拄拐杖行走。先拄四脚杖，再过渡为单脚拐，最后徒步行走。

（2）日常生活环境行走训练：在公共环境（小区、公园、超市等）练习行走；练习跨过不同高度的物体；行走的同时做其他活动，如和别人说话、拿着东西等。

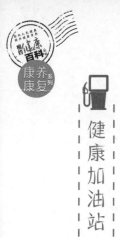
### 步行训练时应注意哪些问题

1. 家属应站在患者的后方，双手扶住患者的肩外侧，防止向两侧摔倒。

2. 使用平行杠、手杖、踝足矫形器等要适当，避免过度使用。

3. 早期步行训练量宜小，避免因过度费力导致足内翻和尖足畸形。

（薛晶晶）

# 10. 脑卒中后**站不起来**怎么办

脑卒中患者常存在偏瘫侧肢体和躯干肌肉力量下降、张力增高、协调障碍等问题，导致在站起过程中存在重心不对称（主要由健侧负重）、重心不能充分前移、患足不能平放等问题。且脑卒中患者发病时多数有过摔倒的经历，从心理上惧怕跌倒，不敢尝试站起。因此，在站起训练中，还应关注患者的心理因素，提高患者的自信心，降低对跌倒的恐惧感。

**专家说**

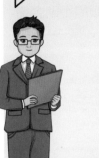

如何完成正确的站起动作

1. 双足平放。

2. 躯干前倾,颈部和脊柱伸展。

3. 双膝向前移动。

4. 伸髋和伸膝达到最后直立。

**哪些训练可以改善脑卒中患者的站起能力**

对于无法站起的脑卒中患者,可以进行分解训练或辅助下坐站转移训练,以降低训练难度。

**1. 躯干前倾训练** 坐位,双足平放于地面,患者主动躯干前倾,同时膝部前移。当双肩前移超过足、膝时,患者双下肢用力,臀部抬离床面。必要时,患者可将双手搭在家属的肩膀上,由家属引导患者躯干前倾。

**2. 辅助站起训练** 坐位,患者主动屈髋、躯干前倾,双侧手臂置于桌面上,双手按住桌面缓慢伸膝伸髋站起。家属帮患者抵住患侧膝关节,协助患者膝前移然后伸直站起。

**3. 独立站起训练** 坐位,双足平放于地面,稍后于膝;双手交叉相握,上肢前伸,当双肩向前移动超过足时,臀部离开椅面,伸膝伸髋站起。注意头和躯干保持直立,两腿均匀负重。

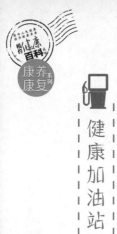

## 站起训练中如何调整难度

1. 在进行躯干前倾训练时，增加前倾的距离会增加训练难度。

2. 椅子的高度越高，站起难度越低，因此随着患者能力的改善逐步降低椅子高度，有利于增加训练难度。

3. 手握物品（如抱球）站起、交谈中站起，可训练患者的注意力分配，提高站起训练的难度。

（薛晶晶）

# 11. 为什么脑卒中后**肢体**要**正确摆放**

早期正确的良肢位摆放有利于保持软组织的长度和柔韧性，预防失用性肌肉萎缩的发生。对于大部分时间卧床的脑卒中患者，良肢位还具有抑制痉挛模式、预防肩关节半脱位、早期诱发分离运动、增强对患侧肢体感知觉输入的作用。

**如何对脑卒中患者进行良肢位摆放**

良肢位分为仰卧位、健侧卧位、患侧卧位、坐位。

**1. 仰卧位**  头部放在枕头上，面部转向患侧。患侧肩关节稍外展，肘关节、腕关节、指关节伸展。患侧肩胛骨和上肢下垫一个薄枕；患侧臀部和大腿外下方放置枕头，防止髋关节外旋；腘窝处放置枕头，膝关节轻度屈曲，足与小腿呈 90°，足尖朝上。

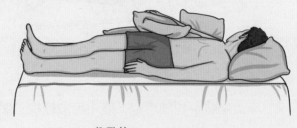

仰卧位

**2. 健侧卧位**  健侧肢体在下，患侧肢体在上。头部置于枕头上，健侧肢体自然放置。患侧肩胛骨前伸，肩关节前屈约 90°，患侧上肢放于胸前的枕头上，肘关节、腕关节、指间关节伸直，掌心朝下。患侧下肢轻度屈曲，放置在枕头上，注意避免足内翻。

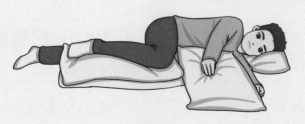

健侧卧位

关键词

良肢位 仰卧位 侧卧位

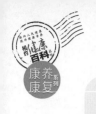

**3. 患侧卧位**　患侧在下，健侧在上。头部置于枕头上，患侧肩部和上肢前伸，避免肩胛骨后缩；肩关节前屈约90°，肘关节、腕关节、指间关节伸直，前臂旋后，掌心朝上；患侧髋关节伸展，膝关节轻度屈曲，踝背屈。健侧肢体自然放置，但应避免压住患侧肢体。为了保持充分的侧卧，可在躯干后侧放置枕头。

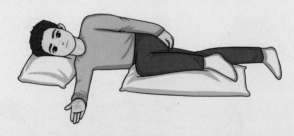

患侧卧位

**4. 床上坐位**　头部直立，躯干后放软枕，髋关节尽量保持90°屈曲，重量均匀分布于臀部两侧；双手放于床前桌或软枕上，高度适当。

**5. 轮椅坐位**　头部直立，腰部放置1个枕头以促进躯干伸展，患侧手放在胸前软枕或轮椅托手板上；髋部尽量靠近轮椅靠背，防止身体下滑；双足平放在轮椅踏板上。

## 良肢位摆放时应注意哪些问题

1. 建议每2小时变换一次体位。翻身有助于促进患者血液循环，预防压疮，改善呼吸功能。

2. 仰卧位可能增加骶尾部和足跟出现压疮的风险，因此不推荐长时间使用仰卧位。

3. 避免长时间半卧位，因为半卧位会增加躯干屈曲，使骶骨及尾骨压力增大，容易导致压疮。

（薛晶晶）

# 12. 脑卒中后**肌肉无力**怎么办

肌力即肌肉收缩产生的力量。脑卒中患者常存在躯干和一侧肢体肌肉无力，导致难以抓握物品、行走困难等问题。肌力训练能够提高肌肉力量，以下将介绍几种脑卒中患者常用且方便居家锻炼的肌力训练方法。

**专家说**

肌力训练一般每个动作重复每组 10 个，每次 2 或 3 组，每天 1 或 2 次。随着患者肌力的改善，可以使用沙袋、弹力带等增加训练强度。

**脑卒中患者常用的肌力训练方法**

**1. 上肢上举训练**　患者呈仰卧位或坐位，双手掌心相对，十指交叉，患侧手拇指在上。健侧上肢带动患侧上肢上举，使肩关节充分前伸，肘关节伸直。动

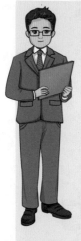

作应缓慢，肩关节上举不超过 90°，防止出现肩峰撞击综合征。

**2. 肩关节外展训练** 患者呈仰卧位或坐位，患侧肘关节伸直，肩关节向外打开至最大范围。患者无法主动外展时，家属一只手抓握前臂，另一只手抓握上臂，给予助力。

**3. 肘关节伸展训练** 患者呈坐位或仰卧位，肩关节前屈 90°，肘关节屈曲。患者主动用力伸直肘关节。若患者无法主动完成，家属可一只手握住肘关节近端固定，另一只手握住前臂远端给予助力。

**4. 腕关节屈伸训练** 患者呈坐位或仰卧位，前臂置于治疗床或桌面上，上臂和前臂保持不动，腕关节主动屈曲和背伸。患者无法主动完成时，家属可一只手固定前臂，另一只手握住手掌，给予助力。

**5. 桥式运动** 患者呈仰卧位，双下肢屈髋、屈膝、双足踩在床面上。抬起臀部维持 10 秒后慢慢放下。可根据患者的具体功能水平调整保持时间。如果患者无法保持下肢的稳定，家属可以帮助固定患侧膝关节和踝关节。

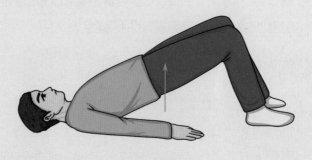

桥式运动

6. **髋关节屈曲训练**  患者呈仰卧位，双下肢平放在床面上，用最大的力量使患侧下肢屈髋屈膝抬离床面，维持 5~10 秒后慢慢放下。若患者无法完成该动作，家属可一只手托住腘窝处，另一只手托住足踝处，给予助力。

7. **膝关节伸展训练**  患者呈仰卧位，膝关节下方垫三角垫或毛巾卷使膝关节屈曲；或床边坐位，双下肢自然下垂，膝关节下方放一个毛巾卷。患者主动用力伸直膝关节。若患者无法完成，家属一只手固定膝关节，另一只手握住小腿远端，给予助力。

## 肌力训练时应该注意哪些问题

1. **注意控制合适的训练量**  以适度疲劳但休息后可恢复为原则。

2. **无痛训练**  如训练过程中发生疼痛，应查找原因，并尽量避免。

3. **疲劳、肌肉酸痛**  训练后可能会发生不同程度的酸痛，即迟发性肌肉酸痛。可通过逐渐增加运动强度和运动时间、低强度的热身及放松运动、运动前后缓慢牵伸等来减缓肌肉疼痛。

4. **对患者进行讲解和鼓励**  肌力训练的效果与患者的主观努力密切相关。训练前应确保患者充分了解肌力训练的目的和方法，训练中应经常给予语言引导和鼓励，提高其信心和积极性。

5. **注意心血管反应**  憋气会引起血压明显升高，增加发生心血管疾病的风险。因此，有高血压、冠心病或其他心血管疾病的患者，训练时应保持呼吸节奏，避免过分用力和憋气。

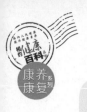

**6. 避免代偿**　肌肉因疲劳、瘫痪或疼痛而无力时，患者会以任何可能的方法代偿无力的肌肉。因此，要适当固定身体其他部位，避免代偿。

脑卒中患者如何进行力量训练

（薛晶晶）

# 13. 脑卒中后**肢体活动****不协调**怎么办

协调是指个体在适当的时间内，正确地运用多关节和肌肉群，产生平滑、准确、有控制地随意运动的能力。由于控制障碍，脑卒中患者不能在适当的时间产生、完成和终止动作。通常表现为上肢越接近目标震颤越明显，字越写越大；迈步不知远近，落脚不知深浅，有踩棉花感，在黑暗处难以行走等。

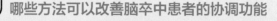

**专家说** 哪些方法可以改善脑卒中患者的协调功能

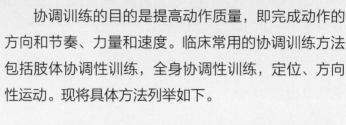

　　协调训练的目的是提高动作质量，即完成动作的方向和节奏、力量和速度。临床常用的协调训练方法包括肢体协调性训练，全身协调性训练，定位、方向性运动。现将具体方法列举如下。

　　**1. 肢体协调性训练**　包括轮替动作和方向性动作训练。

　　（1）双上肢交替上举：双上肢交替举过头顶，手臂尽量保持伸直，并逐渐加快速度。

　　（2）双手交替掌心拍掌背：双手放于胸前，左手掌心拍右手掌背，然后右手掌心拍左手掌背，交替进行，并逐渐加快速度。

　　（3）交替伸膝：坐于床边，小腿自然下垂，左右侧交替伸膝。

　　（4）拍地练习：足跟触地，脚尖抬起做拍地动作，可以双脚同时或交替做。

　　**2. 全身协调性训练**

　　（1）原地踏步：踏步的同时双上肢交替摆臂，逐渐加快速度。

　　（2）原地高抬腿：高抬腿的同时双上肢交替摆臂，逐渐加快速度。

　　（3）其他：跳绳、踢毽子等。

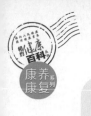

### 3. 定位、方向性运动

（1）指鼻训练：左、右侧示指交替指鼻；或一侧示指指鼻，反复练习一定时间后换另一侧。

（2）双手对指练习：双手相应的手指互相触碰，五个手指轮流进行。

此外，下跳棋训练、抛接球训练、在纸上画圆圈、用肢体（手或脚）描绘物体的形状或数字均可以用于提高肢体的定位和方向性。

在训练中可以加入时间的要求，比如在固定的时间内完成动作，或根据音乐、节拍器完成动作。

### 协调训练应遵循哪些基本原则

**1. 由易到难，循序渐进**　先练习简单动作，掌握后再练习复杂的动作，逐步增加训练的难度。

**2. 重复性训练**　重复练习才能被大脑记忆，改善协调功能。

**3. 针对性训练**　根据具体的协调障碍进行针对性训练。

**4. 综合性训练**　在针对性训练的同时，也需要进行相关的肌力训练、平衡训练等。

## 协调训练的注意事项

1. 训练前，患者应学会放松，减少紧张和恐惧心理，如有肌肉痉挛要先设法缓解。

2. 家属应密切监护，保护患者，以防跌倒等意外发生。

3. 要让患者有安全感，避免因害怕、紧张诱发全身痉挛。

4. 严格掌握运动量，过度疲劳可能使运动不协调加重。

（薛晶晶）

感觉功能的
康复

# 14. 为什么脑卒中后
# 手脚会麻木

脑卒中后手脚麻木是一种感觉障碍。人体的运动神经系统和感觉神经系统就像孪生兄弟一样形影不离，所以脑卒中后往往都会同时受到损伤。其实不光是手脚麻木，由于脑部受损的病灶位置不同，很多患者也会出现偏瘫侧整个肢体甚至面部麻木。

专家说

**为什么会出现麻木**

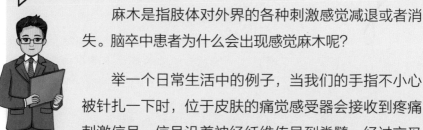

麻木是指肢体对外界的各种刺激感觉减退或者消失。脑卒中患者为什么会出现感觉麻木呢？

举一个日常生活中的例子，当我们的手指不小心被针扎一下时，位于皮肤的痛觉感受器会接收到疼痛刺激信号，信号沿着神经纤维传导到脊髓，经过交叉到对侧上行至丘脑，最后投射到大脑的皮质感觉区，这样我们就感受到了疼痛。所以说，脑卒中患者的病灶如果是位于上述传导通路中的任何位置，如脑干、丘脑、大脑皮质感觉区，患者就容易出现肢体麻木。

**如何解决肢体麻木问题**

除了常见的药物治疗外，最有效的方法是利用"神经可塑性"的原理，通过多种感觉刺激对大脑进

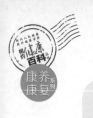

行再训练，从而使神经通路重新连接，症状得到缓解。例如我们可以用大头针刺激皮肤，通常要从正常部位向障碍部位进行，用以训练大脑对痛觉的判断；可以轻拍患者皮肤；可以用软毛刷从患侧肢体的远端向到近端轻刷来刺激触觉；或者从患者肢体的近端向远端挤压肌肉或肌腱，以改善本体感觉。这些方法都有助于帮助感觉功能的恢复。也可以去医疗机构的康复科，借助各种经外周神经电刺激技术（如经皮神经电刺激等）、中枢神经系统的神经调控技术（如重复经颅磁刺激）结合外周刺激技术、中医针灸技术等，在一定程度上也可以改善感觉功能。

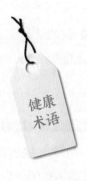

健康
术语

## 大脑神经可塑性

人们在学新的知识或新的技能时，就在改变自己的大脑，这些改变并不受年龄限制，这一过程被称为"神经可塑性"。

神经可塑性贯穿人的一生，不断学习与积累经验会改变大脑神经元的结构与功能，包括神经结构的轴突增长和突触形成，还包括树突棘的增加。这些都是脑卒中恢复的解剖学基础。

（沈娜娜）

# 15. 为什么脑卒中后很多东西吃不出味道

脑卒中后很多患者都出现过"食而无味"的情况。这是因为味觉也是一种感觉，属于人体的特殊感觉，所以也会因为脑卒中病灶的影响而出现障碍。味觉障碍的患者常诉说自己口淡无味或者有持续的苦涩感、酸味、咸味或金属异味。

**专家说**

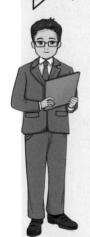

**什么样的患者容易出现味觉障碍**

味觉障碍在脑卒中的临床表现中比运动障碍及肢体的感觉障碍少见，那么什么样的患者容易出现味觉障碍呢？

研究发现，除了脑卒中的病灶影响味觉传导通路及皮层味觉中枢，导致味觉异常，合并吞咽障碍的患者也容易出现味觉功能障碍。原因可能是因为味觉刺激在吞咽过程中也起着重要作用，吞咽过程和味觉反馈相互影响。另外，也与吞咽障碍患者的口腔自我清洁受损有关，这可能会损害食物和味觉感受器之间的接触或影响味觉感受器的敏感性。

**怎样做可以帮助有味觉障碍的患者**

**1. 保持良好的口腔卫生** 这不仅可以降低脑卒中

味觉障碍 特殊感觉障碍

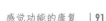

后吸入性肺炎等并发症的发生，也是味觉障碍的防治基础。患者在进食后要用生理盐水漱口，每天刷牙或口腔护理2或3次，并使用软毛刷刷净舌面。

**2. 为患者制订个性化的饮食计划**　根据患者口味选用调味汁或特殊香料等刺激味蕾、增强食欲。例如，对于没有糖尿病的患者，可以用蜂蜜、果酱等甜味食品来改善食物的味道；若患者品尝食物时觉得太甜，可以用酸味食物来缓解甜味引起的不适感。

**3. 在医生指导下应用部分药物**　如微量元素锌可影响味蕾的生长、发育、维持和修复。

**4. 重新建立味觉传导系统**　既然味觉是一种人体的特殊感觉，那么我们可以利用"感觉重塑法"来尝试恢复味觉的传导系统。例如，利用番茄酱（酸）、蜂蜜（甜）、苦瓜（苦）等味道刺激舌面，一般舌尖的味蕾对甜味比较敏感，舌两侧的味蕾对酸味比较敏感，而舌根和少量分布在软腭的味蕾则对苦味比较敏感。同时，通过闭眼-睁眼-闭眼的流程反复体验各种味觉的特点。刷牙时使用软毛牙刷刷擦舌面，除了具有清洁舌面的作用外，也可以促进感觉系统的恢复。

（沈娜娜）

# 16. 为什么脑卒中后对**温度的感知**会差很多

"医生，他手脚麻木，我们可不可以用热水袋给他捂一捂？"这是住院期间很多脑卒中患者家属都会提出的问题，但往往得到的是"千万不要"的答案。因为脑卒中患者很多时候都会有温度觉的感知下降，如果采用不恰当的保暖措施，发生烫伤的概率非常高。

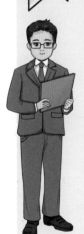

### 为什么会出现温度觉感知障碍

在人体中，温度觉的传导通路和痛觉相同，一般会被合并在一起，称为"痛温觉减退"，属于浅感觉障碍，是脑卒中患者常见的功能障碍之一。可见于病灶位于脑干、丘脑、内囊、大脑皮层中央后回等处的脑卒中患者。患者常常不知冷热，这种现象的出现给患者和家属带来许多担忧，导致患者出现烫伤等意外损伤的概率大大增加。

### 如何发现患者存在温度觉感知障碍

温度觉检查是分别用凉水（5~10℃）和热水（40~50℃）试管，轮流接触患者皮肤，观察其能否辨别冷热。如不能辨别即为温度觉感知障碍。正常人能辨别出相差10℃的温度。如痛觉无改变，一般可不做

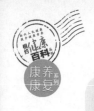

温度觉检测。

## 出现痛温觉障碍怎么办

对于脑卒中患者出现痛温觉障碍，需要谨记以下注意事项。

1. 尽量不使用热水袋、暖宝宝等取暖方式。这些取暖方式虽然小巧、使用方便，但使用不当容易导致低温烫伤。人体接触70℃的热源持续1分钟，皮肤就可能会被烫伤。而当皮肤接触44℃的热源持续6小时，也会造成烫伤，这种烫伤称为"低温烫伤"。尤其对于有痛温觉障碍、运动障碍的脑卒中患者，他们既无法清晰感知温度变化，又无法及时移动肢体远离伤害源，因此家属需要格外注意。

2. 使用热水时先试水温。患者在泡脚、洗手、洗澡时，家属需要先试一下水温，或者让患者先用健侧肢体试一下，或者患者的健侧肢体与患侧肢体同时放入水中，以此来感知水的温度。

3. 为感觉障碍的患者喂食时，可在腕关节内侧感受温度，以不感觉烫为准，避免温度过高烫伤患者的口腔。

4. 对于有温度觉感知障碍的患者，可以使用冰水、温水或者温热毛巾反复交替刺激感觉障碍的肢体，来促进温度觉传导通路的重建。

## 人体感觉系统

人体感觉包括两大类：一般感觉（浅感觉、深感觉和复合感觉）和特殊感觉（视觉、听觉、味觉、嗅觉）。

一般感觉可分为以下三种。

**1. 浅感觉**　指来自皮肤和黏膜的痛觉、温度觉及触觉。

**2. 深感觉**　指来自肌腱、肌肉、骨膜和关节的运动觉、位置觉和振动觉。

**3. 复合感觉**　又称"皮质感觉"，指大脑顶叶皮质对深浅感觉经过分析、比较、整合而形成的实体觉、图形觉、两点辨别觉、定位觉以及重量觉等。

（沈娜娜）

# 17. 为什么脑卒中后会出现

# 痛觉异常

病房中有些患者偏瘫侧的皮肤受到轻轻的触碰就会疼痛难忍，仿佛被尖锐的针尖扎或像被烈火烧灼一样，严重者甚至无法忍受衣服或

者被单的接触。这种痛觉的异常，严重影响患者的生活质量，不仅无法有效配合康复训练，甚至产生了抑郁、焦虑等不良情绪。

**专家说**

发生在这些患者身上的疼痛，被称为"脑卒中后中枢性疼痛"。除了感觉减退导致的肢体麻木，这部分患者还会出现偏瘫侧肢体的各种刺激性症状，如给予轻微刺激就会出现强烈的疼痛，称为"感觉过敏"；或者在没有外界刺激的情况下就出现烧灼感、针扎感、电击感，称为"感觉异常"。

脑卒中后中枢性疼痛是由于脑卒中后中枢神经系统受损而导致的以神经病理性疼痛和感觉障碍为主的综合征，在脑卒中发病后 6 个月内发生最多。脑卒中的部位与中枢性疼痛的发生有一定关系，常见的能够导致中枢性疼痛的部位包括延髓、丘脑、内囊、中央后回的皮层或皮层下，其中以延髓背外侧和丘脑最为常见。

**如何缓解脑卒中后中枢性疼痛**

中枢性疼痛是脑卒中后各种症状中较难处理的一类情况。

**1. 药物方面**　可以应用治疗神经病理性疼痛的药物，如加巴喷丁、普瑞巴林等。必要时可以联合抗抑郁药物，但是需要让患者了解加用这些药物是为了缓解疼痛，并非是患者出现了精神方面的问题。如果药物无效者可考虑神经阻滞疗法。

**2. 康复治疗**　可以帮助患者缓解疼痛，获得最大程度的功

**关键词**　疼痛　感觉障碍

能恢复，提高生活质量。例如，可以在感觉敏感区先用刺激较小的方法，包括振动、按摩、浸入冰水等，待患者能耐受后，再选用不同质地、不同材料的物品，如毛巾、毛刷、豆类、米粒、沙子等刺激敏感区，随后逐渐增大刺激量，使之产生适应性和耐受性。同时，可配合重复经颅磁刺激、经颅直流电刺激、经皮神经电刺激、超声治疗等均可以起到改善疼痛的作用。

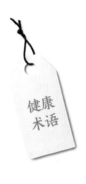

**脑卒中后疼痛**

　　脑卒中后疼痛是指脑脑卒中后所继发的慢性疼痛，包括中枢性疼痛、肩痛、头痛、痉挛性疼痛、复杂性区域疼痛综合征等。有些患者的疼痛不止一种类型，往往是多种类型的混合。脑卒中后疼痛的病因复杂，需要因人而异制订个性化的综合治疗方案，并需要与患者在发生脑卒中前就存在的疼痛进行鉴别诊断。

（沈娜娜）

# 18. 脑卒中后**肩痛**怎么办

　　脑卒中后肩痛是脑卒中患者常见的并发症，大约有一半以上的患者在恢复过程中会出现肩痛，大多数表现为肩关节活动时肩周甚至上臂和前臂的疼痛，严重者休息时也会出现疼痛。肩痛不仅影响患者上

肢功能的恢复，而且会导致整个恢复周期延长、生活能力下降等。

关键词

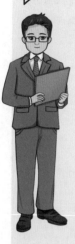

肩关节 疼痛

**专家说** 为什么肩关节容易发生疼痛

肩关节是人体灵活性最强、活动度最大的关节，结构精密复杂。在保持肩关节活动灵活的同时会存在稳定性不足的缺点，因此容易发生损伤。脑卒中后导致肩痛的常见原因有肩关节半脱位、肩峰下撞击综合征、肩 - 手综合征、关节囊炎、肩袖撕裂、肱二头肌腱炎、肌肉痉挛和挛缩、臂丛神经损伤等，部分患者肩痛由多种因素导致。临床上可借助肩关节超声或肩关节磁共振成像进行诊断或鉴别诊断。

脑卒中后的肩痛如何治疗

脑卒中后肩痛的治疗应采取综合方法。

药物治疗包括镇痛药和非甾体抗炎药。随着疼痛症状的加剧，可采用超声引导下药物局部注射疗法，包括关节内注射、肩胛上神经阻滞等。如果患者肩痛伴有手肿的肩 - 手综合征，一般会行短时间口服激素治疗。

脑卒中后肩痛的病因复杂，治疗效果有时不佳，因此，需要因人而异制订综合的康复计划，甚至需要进行有创操作治疗，所以说脑卒中后肩痛的预防重于治疗。

肩关节需要给予特别的保护

1. 在翻身起坐或转移过程中，需要将患侧上肢置于胸前保护位，避免用力牵拉。穿衣过程中也需要先穿患侧衣袖，再穿健侧衣袖。

2. 坐位时，应对患侧上肢给予必要的支撑，如可将患肢放在桌面或轮椅桌上，保持肩胛向前。站立位时可佩戴悬吊带（肩托）。步行训练时尽量避免搀扶患侧上肢，可使用宽软腰带系于患者腰部，由家属或陪同人员牵引腰带给患者提供助力。

3. 康复训练中避免在无治疗师的指导情况下进行滑轮运动，避免被动或主动手臂上举训练幅度高于 90°，如双手高举过头。

4. 尽量不要在患侧上肢进行输液操作。

（沈娜娜）

# 19. 脑卒中后**膝关节痛**怎么办

很多脑卒中患者，尤其是老年患者，在康复训练过程中会出现膝关节疼痛，或者原有的膝关节疼痛加重，严重者会导致下肢无法负重站立或者行走。不恰当的锻炼方式是导致这种情况的重要原因，因此脑卒中患者应该在治疗师的指导下循序渐进地进行康复训练。

关键词

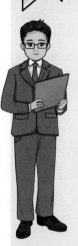

膝关节 疼痛

 膝关节疼痛是如何产生的

膝关节是脑卒中后患者出现疼痛的高发部位。脑卒中不会直接引起膝关节疼痛，康复过程中的继发损伤是导致或者加重膝关节疼痛的主要原因。

很多脑卒中患者十分迫切地希望早日恢复步行功能，认为"练习越多，恢复越快"。其实这个时候由于下肢肌肉力量不足或者平衡功能不佳，步行时膝关节不稳定，导致关节软骨磨损严重，走得越多，损伤越重。

如果患者下肢肌力低下或肌张力过高，会出现"膝过伸"的情况，导致前交叉韧带因过度牵伸而受伤，从而引发膝关节疼痛。

## 出现膝关节疼痛该怎么办

脑卒中后的康复训练绝不是"练得越多，恢复越快"，一定要循序渐进，遵循恢复的客观规律。可以通过坐位伸膝、站立位平衡、下肢肌力训练、桥式运动等代替长时间步行训练。疼痛出现时一定要少走路，必要时行膝关节磁共振检查以明确膝关节损伤程度。

脑卒中后膝关节疼痛的治疗，可以口服非甾体类抗炎药，配合局部理疗来缓解疼痛；如果疼痛加重，也可采用超声引导下的药物局部注射治疗。

## 膝关节腔注射治疗

部分膝关节疼痛明显的患者，需要进行膝关节腔注射治疗，很多人首先想到的可能是"打封闭针"。

封闭疗法是应用利多卡因等麻醉药物配合皮质类固醇激素药物进行注射治疗，起到抑制炎症、缓解疼痛的作用。在专科医生建议下接受封闭治疗是安全有效的，大家不需要担心会产生药物依赖或骨质疏松等副作用。但封闭疗法也不是万能的，需要经过详细的查体及必要的辅助检查后选择进行，并且为了防止感染，应该在正规医疗机构接受注射治疗。

除皮质类固醇激素外，膝关节腔注射治疗还常选用玻璃酸钠注射液、自体富血小板血浆注射液等，起到润滑关节软骨、调节炎症、促进组织细胞修复的作用。

（沈娜娜）

# 20. 为什么脑卒中后**感觉不到患侧手脚的位置**

在脑卒中后的恢复训练中，有些患者会习惯低着头走路，既不美观，又影响步行时的安全。之所以出现这样的步行姿势，是因为他们

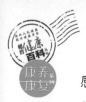

感觉不到自己脚的位置，需要低着头借助视觉的代偿来了解自己的脚步落在了什么位置。

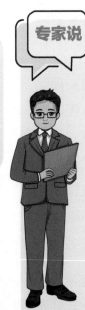

**专家说**

脑卒中后的感觉障碍不仅包括麻木、疼痛等浅感觉障碍，也会出现深感觉障碍，如感觉不到自己手脚位置，这种情况也称"本体感觉障碍"。

**本体感觉有什么作用**

正常情况下我们可以闭着眼睛上楼梯，或者闭着眼睛准确地把食物送进嘴里，这是因为我们的肌肉、肌腱或者关节内存在本体感受器。这些感受器的主要作用就是帮助我们感知运动、位置、振动等的变化。

本体感觉虽然看不见、摸不着，但是如果出现障碍，患者往往对静止或者运动时自身的姿势位置，所做动作的力量、方向不能正确感知或调节，从而出现各种姿势和步态异常、平衡障碍。患者不得不常常注视自己的手或脚，借助视觉代偿来完成动作指令。

**如何进行本体感觉障碍训练**

对于此类问题，需要在康复早期就通过各种刺激来增加本体感觉输入，如早期进行的良肢位摆放、肌肉牵伸、手法挤压关节以及脑卒中康复常用的本体感觉神经肌肉促进疗法等手法治疗。这些手法都可以对肌腱、肌肉、关节内的本体感受器施加刺激，从而促使深感觉传导通路的功能重组。

浅感觉障碍　深感觉障碍

当患者进行站立训练时，也可以借助凹凸不平的按摩垫，患者踩在按摩垫上进行训练以增加本体感觉的输入。或者在踝部捆绑小沙袋进行步行训练以增强站立位足底的本体感觉，同时引导患者直视前方的镜子，通过视觉代偿来感知各关节所在的位置。

悬吊训练大多在不稳定的支撑下进行，需要患者多个部位的本体感受器参与到维持平衡和运动当中，这样也可以提高本体感觉的传输及神经肌肉的控制能力。

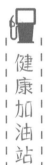

健康加油站

人体维持平衡是站立及步行的前提条件，而平衡的维持需要前庭、视觉、本体感受器共同提供外周感觉信息，其中本体感觉的作用最为重要，约占 70%。所以，重视本体感觉的康复，不仅有利于感觉功能的进一步恢复，而且对提高运动功能和日常活动能力有着促进作用。

（沈娜娜）

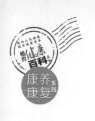

# 21. 为什么脑卒中后需要进行
# 感觉功能康复

脑卒中感觉障碍的发生率可高达 60%，有无感觉障碍以及是否进行感觉功能训练，是脑卒中康复预后的重要影响因素。

**专家说**

感觉系统和运动系统相辅相成，缺一不可。脑卒中功能障碍的恢复主要依赖于康复训练，而综合治疗是康复的核心原则。尽管如此，在实际的康复过程中，经常会出现单纯重视运动而忽视感觉的功能恢复，这可能因为患者的肢体运动能力对日常生活的影响更容易被大众所察觉。

实际上，对脑卒中患者来说，感觉功能障碍也会对他们的日常生活造成较大危害，如当患者的温度觉、触压觉等保护性感觉出现问题时，他们的肢体可能无法迅速避开高温或尖锐物品等危险因素。

此外，感觉障碍对运动功能的恢复是一个阻碍因素，这一观点已经被众多研究所证实。正确的感知信息是制订高效运动方案的基础，人体在运动过程中持续反馈感觉信息，有助于进一步完善运动策略。因此，当本体感觉出现障碍时，患者的肢体对物体的随意操作能力也会减弱。此时，哪怕患者上肢的力量大到可以握起勺子及食物，也无法将食物准确无误地送至嘴中。可以说，感觉系统就像运动系统的"眼睛"和"耳朵"，可以让运动系统知道自己在做什么，只有当感觉系统正确传输信息的时候，所做的运动才会准确。

在进行感觉康复训练的过程中，尽管感觉刺激疗法的执行方法有所不同，但它们的最终目标都是增强感觉运动皮层相关区域的皮质可塑性，增强大脑半球之间的连接，并促进功能重组。这些均有助于患者运动能力和平衡能力的恢复。

所以说，感觉与运动是相互补充的，只有将感觉训练与脑卒中的运动康复相结合，才能充分激发大脑的可塑性，这是一种有效提高康复效果的策略。

（沈娜娜）

三

# 言语功能的
# 康复

# 22. 为什么脑卒中后出现 "说不出话" 或 答非所问

脑卒中后，由于语言的理解和表达能力受损或丧失，前者可能出现"说不出话"或"说话费力"的现象；后者则可能出现"答非所问"的现象，即患者可以很流利地说，但旁人不知道他在说些什么，这种语言理解和表达的障碍称为"失语症"。失语症可导致患者和他人沟通交流出现障碍，增加康复训练的难度。因此，进行语言康复训练、改善沟通交流能力，对脑卒中患者很重要。

**专家说**

### 什么是正常的语言能力

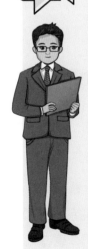

正常的语言能力涵盖了听、说、读、写四个方面，即能够听懂别人说的话、能通过说话来表达自己的意愿、能够阅读以及进行书写。口语表达是将头脑中要传达的意义转变为声音，让听者听到的过程。口语理解则是指人耳将听到的声音传递到大脑转换成大脑能够理解的信息的过程。"答非所问"的原因就是听理解过程出现问题，表现为可以听到声音，但不能理解听到的语音所表示的意思。

### 哪些方法可以改善"说不出"或答非所问

**1. 针对"说不出话"的口语表达康复训练** 跟着

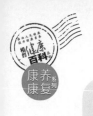

语言康复治疗师大声复述、朗读、唱歌或吟诗等，如大声读数字、星期、月份等。

**2. 针对"答非所问"的听理解康复训练** 在声音辨别训练中，模仿一种声音，向患者展示 4 张图片，让患者指出听到的声音所代表的图。还可以进行词性相同的图形匹配训练，如先给患者看一张图（杯子），然后在桌子上摆出两张图（杯子和钥匙），杯子为目标图，钥匙为干扰图，请患者指出哪一张和事先看过的一样。等患者能够完成后，逐渐增加干扰图的数量。

**语言康复训练需要注意什么**

训练时应尽量避免过多的视觉刺激。因为大部分语言障碍患者的注意力易分散，易疲劳，所以训练室内应保持简洁、安静。

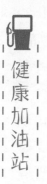

健康加油站

## 什么是复述障碍

复述是在正常交谈中，确切地重复他人说的数、词、短语和句子的能力，复述障碍是失语症的常见症状之一。

## 如何训练复述能力

根据复述障碍的程度进行直接复述训练、看图或看实物复述训练、重复复述训练、延迟复述训练。例如，与患者共同看香蕉卡片，治疗师说"香蕉"，患者也跟着说"香蕉"。

（陈 彦）

# 23. 为什么脑卒中后 写字缺笔少画或者 反向书写

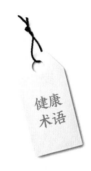
脑卒中后，大脑功能损害可能引起原已具备的书写能力下降或丧失，称为失写症或书写障碍，对患者的日常生活和外界交流造成很大影响。不同部位的大脑损伤可导致不同的书写障碍表现，如写字缺笔少画和反向书写（又称"镜像书写"）。因此，书写能力的训练，也是语言障碍康复训练的重要一环。那么，正常的书写运动需要哪些活动参与呢？

健康术语

**小写症**

小写症又称"运动过少性失写"，患者写一句话或一行字时，字体越写越小，书写速度慢，笔画出现不应该有的曲折。

书写行为是一种书面语言的输出过程，正常的书写运动需要大脑、眼睛、肩部、臂、肘、手等器官协作完成。

**什么是反向书写**

反向书写，又称"镜像书写"，是指书写的字左右颠倒，像在照镜子一样。

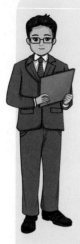

**哪些方法可以改善书写障碍**

**1. 临摹训练**　让患者临摹不同的形状、简单笔画的字、数字等。

**2. 抄写训练**　随着书写能力的提高，可开始抄写患者的姓名、地址、电话号码等。

**书写训练需要注意什么**

1. 书写障碍属于文字语言表达的障碍，训练时需要注意同时评估患者文字语言输出有无障碍，即是否有阅读障碍。

2. 汉字的书写训练还需要考虑汉字的音、形、义等多方面特征，通过对字形的解释，帮助患者进行字形的回忆和书写。

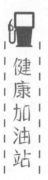

健康加油站

## 如何进行字形构成训练

要求患者根据图画将字形的各个偏旁部首组合成一个完整的字。

（陈　彦）

# 24. 为什么脑卒中后**看不懂文字内容**

大脑在解码文字过程中出现的理解书面语言或朗读文字的障碍，称为失读症，是一种阅读障碍。看不懂文字内容会影响患者正常生活以及参与社会活动，因此，及时发现和治疗阅读障碍很重要。

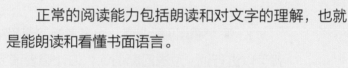

**什么是正常的阅读能力**

正常的阅读能力包括朗读和对文字的理解，也就是能朗读和看懂书面语言。

**脑卒中后产生的阅读障碍有哪些表现**

阅读障碍可能表现为既不能正确朗读文字，也不能理解其意义；不能将正确的词与图片进行匹配；不能正确朗读文字，但却理解其意义，可以按照字词与图片或者实物进行匹配；能正确朗读，却不能理解其意义，如可以进行文字和图片的匹配，但组成句子后不能理解语义。

**哪些方法可以改善阅读障碍**

1. 视知觉训练 让患者认识单词，进行词-图匹配，然后取出单个字，让患者从字卡中选出相同的一个。

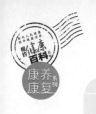

**2. 词理解训练**　从一堆字卡中选出两个字，让患者指出先后顺序组成词，然后选出多个字让患者排列成词组，采用词句 - 图画匹配的方式，让患者阅读语句，找出相应的图画。

**阅读障碍的康复训练需要注意什么**

　　脑卒中后出现阅读障碍的患者往往同时存在口语理解障碍，因此训练时应重点针对文字的理解，而非纠正其发音。应当选择患者感兴趣的、病前熟悉的文字内容进行训练。

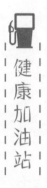

## 如何促进词与语句的辨认和理解

　　**1. 词 - 短语匹配训练**　当患者能够理解常用词后，就可以进行词 - 短语匹配训练，如让患者读完短语后，找出一个合适的词，使其符合短语的意义。

用来装水的容器

用来盛饭的容器

水杯　碗

　　**2. 执行文字指令**　让患者看文字执行动作。

请把眼睛闭上。

请用你的左手去触碰你的右侧耳朵。

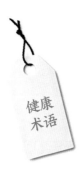

健康术语

**阅读**

阅读是从文字系统重新提取信息的过程。

**阅读理解**

阅读理解是通过视觉器官接受文字符号的信息，再经过大脑编码加工，从而理解文章的意义。

（陈 彦）

关键词

构音障碍 韵律

# 25. 为什么脑卒中后说话"抑扬顿挫"

大脑损伤后，由于与说话、发声相关的肌肉运动不协调，可能导致说话韵律失常、音量变化，表现为说话"抑扬顿挫"的现象。严重时可妨碍与他人的口语交流，导致交流障碍，影响患者的自信心，因此对患者进行改善韵律的构音康复训练很重要。

专家说

**正常的说话韵律与什么有关**

正常的说话韵律由音调和节奏组成。一个发音自然、完整的语句表现在以下三个方面。

1. 句子的音调、声调、语调。

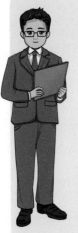

2. 韵律短语和韵律词在句子中的位置。

3. 句子的重音和停顿的位置。

**哪些方法可以改善韵律失常**

可借助电子琴等乐器让患者随着音乐的变化调整音调和音量。对于节律，可以借助节拍器，设定不同的节律和速度，由慢开始逐渐变快，让患者随节拍器发音，逐渐增强发音清晰度、改善节律。

**韵律康复训练需要注意什么**

正常的韵律需要多个构音器官协调活动，训练需要患者集中注意力，容易出现疲劳，因此建议每次训练时间为 10~15 分钟。

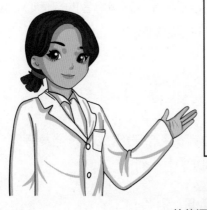

> **花鸭与彩霞（绕口令）**
>
> 花鸭与彩霞，
> 水中映着彩霞，
> 水面游着花鸭。
> 霞是五彩霞，
> 鸭是麻花鸭。
> 麻花鸭游进五彩霞，
> 五彩霞网住麻花鸭。
> 乐坏了鸭，
> 拍碎了霞，
> 分不清是鸭还是霞。
>
> **妞妞和牛牛（绕口令）**
>
> 牛牛要吃河边柳，妞妞赶牛牛不走。
> 妞妞护柳扭牛头，牛牛扭头瞅妞妞。
> 妞妞扭牛牛更拗，牛牛要顶小妞妞。
> 妞妞捡起小石头，吓得牛牛扭头走。

韵律语调训练

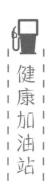

**如何进行放松训练**

通过放松肢体的肌肉，使咽喉部的紧张肌群也得到放松。例如，可以尝试双肩上耸的动作，保持 3 秒，然后放松，重复这个动作 3 次以放松肩关节。

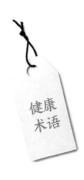

**构音障碍**

构音障碍是指由于构音器官先天性和后天性的结构异常，或者神经、肌肉功能障碍所致的发音障碍，以及不存在解剖结构的异常，不存在神经、肌肉或听力障碍的发音异常，可表现为完全不能说话、发声困难等。

（陈 彦）

# 26. 为什么脑卒中后能发出声音，但会"**大舌头**"、**吐词不清**

脑卒中后说话"大舌头"、吐词不清也是构音障碍的一种表现，由于舌部运动范围受限和灵活性下降导致。具体表现可包括说

关键词

发音 构音

话费力、不适宜的停顿、单一音调、鼻音过重等。构音障碍的各种表现都会导致说话清晰度下降，和他人交流困难。轻者，他人尚可通过猜测、手势等理解；严重者，则难以和他人正常交流，对生活质量和社会交往影响较大。因此，进行发音、构音器官的训练非常重要。

专家说

**构音器官包括哪些**

构音器官包括舌、唇、软腭、下颌等。

**正常的舌部运动是怎么样的**

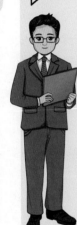

舌是最重要的构音器官。舌体能够向口腔的任意方向移动，能够灵活地改变形状和大小，能以较快的速度向四周转动。

**如何进行舌部的活动范围和灵活性训练**

让舌头完成前伸、左右摆动、后卷、环形"清扫"等动作。

- 把舌头尽量伸出口外，维持稳定，然后缩回。

- 舌尽量向上、下、左、右，各方向运动。

- 用舌尖舔唇一圈。

- 分别说"da""ga""la"音。

- 连说"da、ga、la"音。

**舌部运动训练时需要注意什么**

应遵循由易到难的原则。对于构音障碍较轻的患者，训练主要以自身主动练习为主；对于重度患者，则需要治疗师采用手法辅助治疗。

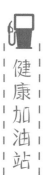

## 如何进行舌部抗阻训练，增强舌肌力量

患者舌分别向左右推脸颊或舌向左右两侧推压舌板进行抗阻训练。

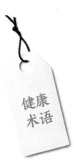

**卷舌音化**

卷舌音化是一种构音异常，将辅音普遍发成"zh""ch""sh""r"的音

**舌口唇化**

舌口唇化是普遍将辅音发成"d""t""b""p""f"的音。

（陈　彦）

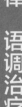

# 27. 为什么脑卒中后"唱歌"可以治疗失语症

关键词

乐曲 旋律 语调治疗

不少脑卒中失语症患者，能够"唱歌"，其韵律功能完好，可以脱口唱出患病前熟悉的歌曲段落，但不能主动进行口语表达。识别失语症患者旋律功能保留及其强度对制订康复训练方案尤为重要。这类患者可以通过旋律语调治疗来帮助改善语言能力。

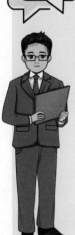

**专家说**

### 什么是旋律语调治疗

旋律语调治疗是用音乐素材和音乐的方法帮助失语症患者进行语言康复训练的一种形式。适用于右脑损伤且韵律功能完好的患者。

### 如何进行旋律语调训练

1. 治疗开始时，患者与治疗师一起唱歌，并逐渐达到患者能用歌唱来回答简单问题的水平。

2. 从歌唱逐渐过渡到旋律、节奏都与语音音调较为接近的"吟诵"的方式。

3. 最后回到正常说话时的音调。

**进行旋律语调训练需要注意什么**

选择患者发病前熟悉、喜爱的音乐旋律，结合日常生活中常用的简单语言段落和句子搭配，来设计训练内容。和患者的日常交流，可以用唱词的形式帮助患者理解词语的意思。

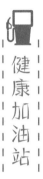

健康加油站

## 如何对"持续现象"的失语症患者进行语言康复训练

告诉患者存在"持续现象"需要努力克服。分散患者的注意力：每次尝试用新词；通过听觉的视觉途径提醒患者，将拟练习的词写在纸上，反复进行视觉和听觉强化；指导患者控制表达的节奏。

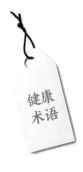

健康术语

**失语症中的持续现象**

失语症中的持续现象是指脑损伤患者表现出的僵化固执、连续重复的症状，常出现在命名、书写等多个领域。如令患者命名"牛奶"，然后让患者命名"水杯"，患者仍然说"牛奶、牛奶、牛奶"。

（陈　彦）

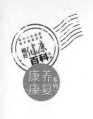

# 28. 为什么脑卒中后需要使用

# "图片沟通"

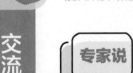

脑损伤后出现的说话、发声、理解障碍严重影响语言交流活动，患者不得不将非语言交流的方式作为主要代偿手段，来达到促进交流能力的目的。这些非语言交流的方式包括图片、手势、交流板等。

**专家说** **如何用图片直接进行沟通**

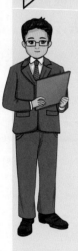

一个简单的交流板可以是日常生活用品与动作的图画，也可以是实物的照片。根据患者的需要和不同的交流环境准备和设计交流板。如患者能否辨认常见的物品图画；患者能否辨认常用词；患者能否阅读简单的语句。对于具备一定阅读能力的患者，还可以在交流板上补充一些文字。

**使用图片和交流板进行沟通需要注意什么**

1. 选择的图片和交流板的内容，需要符合患者的语言水平，对于有严重语言障碍的患者需要限制图片的数量。

2. 运用图片和交流板沟通不仅是用来了解患者的需求，而是应当同语言康复训练方法一样，进行图片和交流板沟通的训练，用更接近实际生活的语言环境，引出患者的自发交流反应，促进语言能力的恢复。

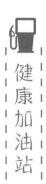
**如何进行交流效果促进法训练**

将一叠图片正面向下扣置于桌上，治疗师与患者轮流抽取，不让对方看见自己手中图片的内容。用各种表达方式（如呼名、描述性语言、手势、指物、绘画等）将信息传递给对方，接收者通过重复确认、猜测、反复询问等方式进行适当反馈。

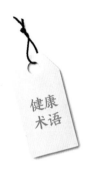

健康术语

**交流效果促进法**

交流效果促进疗法是一种促进实用交流能力的主要训练方法，是目前国际上公认的最有效促进实用交流的训练方法之一。除了图片沟通和交流板之外，手势语、图画训练、电脑及仪器辅助训练都是常用的训练手段。

（陈　彦）

# 29. 为什么脑卒中后**语言功能恢复**有的快有的慢

脑损伤患者的语言功能恢复与很多因素有关，语言康复治疗对患者的语言功能恢复有积极作用。尽管发病 3~6 个月是失语症恢复的高峰期，但对发病 2~3 年后的患者经过训练也会有不同程度的改善。

关键词

语言障碍　语言康复训练

病程较长的患者其恢复的速度明显较发病早期患者慢。所以，语言障碍的脑卒中患者应当及时接受规范的语言康复训练。

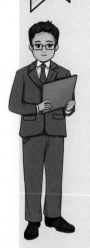

### 脑卒中失语症的预后和哪些因素有关

下列因素影响脑卒中后失语症的恢复，包括原发疾病；病灶的部位和病灶大小；病情的轻重程度；有无并发症；训练开始的时间；发病年龄；失语症的类型；利手；患者的智力与性格；训练的积极性及对恢复的期望等。

### 什么时候可以开始进行失语症语言康复训练

当原发病不再进展，生命体征平稳，意识清楚，就应尽早开始训练。开始训练前需要进行语言功能评估，开始训练后定期再次评估。

当患者出现以下情况时，应考虑停止语言康复训练：全身状态不佳、意识障碍、重度痴呆、拒绝训练或无训练要求；若经过一段时间的训练，患者语言功能恢复进入了平台期，此时也可考虑暂停训练。

### 进行语言康复训练需要注意什么

语言训练应每周至少进行 3 或 4 次，根据患者情况每天可安排 1 或 2 次训练，每次训练 30~60 分钟。训练中，根据患者的配合情况、注意力、耐受坐位的时间等进行调整。

语言康复训练的内容还应适合患者的文化水平和兴趣，先易后难，由浅入深，循序渐进。根据患者语言功能改善的程度逐渐增加训练难度。

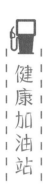

### 如何进行许尔失语症刺激疗法训练

通过不同形式和程度的刺激，引出患者的反应，治疗者给予及时的反馈和肯定，并进行强化和调整刺激。

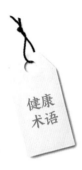

**许尔失语症刺激疗法**

许尔失语症刺激疗法是指在受损害的语言符号系统中采用强烈的、被控制的和一定强度的听觉刺激作为首要治疗工具，促进和扩大失语症患者语言功能的重组和恢复。

（陈　彦）

# 30. 为什么脑卒中后需要
# **家属配合**言语功能的康复

语言障碍给患者与他人的交流带来阻碍，会使患者因为难以清晰传递自己的需求、想法而感到沮丧、焦虑、悲观、急躁等。家属作为患者最为熟悉的人，即使是语言障碍很严重的患者，其家属往往也能从患者的表情、姿势、细小动作等方面了解其想法。语言障碍的恢复需要较长时间，需要家属的长期理解、支持与配合。

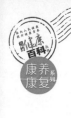

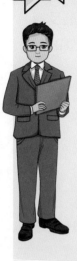
 家属的配合与支持在语言康复训练中发挥重要作用

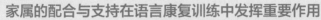

家属的配合与支持有助于医务人员了解患者病前的语言功能水平、认知水平、表达习惯、特长或爱好、病后语言的水平以及患者与家属沟通的主要方式、患者和家属对语言功能恢复的期望值等。

家属的配合与支持可以帮助患者完成家庭语言康复训练计划。

家属可以给患者提供心理支持，和医务人员共同帮助患者建立语言恢复的信心，鼓励患者积极面对病情，坚持康复训练。

**家属如何配合语言康复训练**

1. 根据语言评估结果，结合患者和家属对语言功能恢复的期望值，与康复医师、康复治疗师共同制订语言康复的近期目标和远期目标，共同努力帮助患者达到目标。

2. 学习和掌握家庭语言康复的方法，鼓励和督促患者按照家庭康复训练计划进行练习，做简要的记录，并及时向语言治疗师反馈。

**进行训练时，家属应注意什么**

1. 在相对安静的环境中进行，周围避免较多的刺激。家属在陪同治疗时，应避免频繁打断治疗，转移患者的注意力。

2. 家属应充分理解患者的语言障碍表现与原发病有关，其恢复需要较长时间，需要循序渐进、由易到难、由浅入深，最终恢复的预后与多种因素有关。因此，不可急于求成，在训练中应结合患者当前的语言功能水平进行训练，不宜选择难度较大的训练项目，否则容易让患者丧失信心，对训练产生反感。

3. 和运动功能恢复一样，语言康复训练也需要尽早开始。

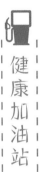
健康加油站

### 如何进行言语失用康复训练

通过视觉刺激，建立或强化视觉记忆，重点纠正患者的异常发音。如治疗师发出指令"请看着我"（视觉刺激）、"请听我说"（听觉刺激），同时配合发音。治疗师嘱咐患者注意听准确，特别是正确发音时的视觉提示。

（陈 彦）

# 31. 为什么**气管切开**的患者**不能说话**

气管切开后，正常的发音过程受到阻碍，气流不能通过声门带动声带振动产生声音，导致患者不能说话。由于不能说话，气管切开的患者需要依靠其他代偿方式与他人交流。脑损伤后由于各种原因需要长期保留气管切开，如果是意识清醒的患者由于不能说话，容易引发焦虑、受挫、生气、无助、无用等不良情绪，严重影响其日常交流和生活质量。

关键词

气管切开　声门下压力

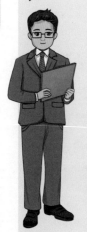

**专家说**

### 正常人的说话过程是怎样产生的

空气在肺部形成一定压力后，通过声带间的狭缝使声带振动，从而产生声音。口腔和咽腔作为共鸣器官，大大增强了声音的响度。同时，由于口腔容积以及舌、腭垂、软腭、唇、齿、下颌等构音器官的相对位置的变化，以及这些口腔器官的协调运动，最终形成每个人独特的语音音色。

### 什么方法可以帮助气管切开的患者说话

佩戴"说话瓣膜"可以帮助气管切开的患者说话。

健康加油站

### 气管切开除了影响说话还会影响哪些功能

气管切开后，会出现气道阻力改变或消失，吞咽时无法形成声门下压力，有效的咳嗽反射减弱，声门处肌肉敏感性下降，声带关闭的协调性减弱，呼吸和吞咽的协调性减弱，吞咽时喉上抬的幅度下降。以上的异常对患者的呼吸、吞咽、发音等功能都会造成影响。

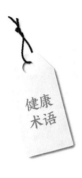

健康术语

**声门下压力**

声门下压力是指在发音过程中，声带下缘下方区域内的压力是使声带振动起始和维持的重要作用力。

（陈　彦）

# 32. 为什么佩戴"说话瓣膜"可以帮助发声训练

佩戴"说话瓣膜"恢复了声门下压力，呼吸道气流能够进入声门下引起声带振动，发出声音，因此可以帮助进行发声训练。恢复声门下压力对减少误吸等气管切开的并发症有重要作用。因此，佩戴"说话瓣膜"对气管切开患者尤为重要。

**专家说**

**什么是"说话瓣膜"**

"说话瓣膜"是一个单向通气阀（即"瓣膜"），放置在气管套管口处，用于改善说话和吞咽功能的装置。

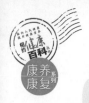

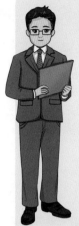

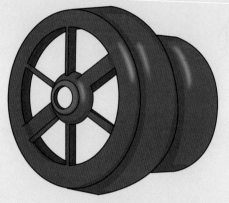

"说话瓣膜"

## "说话瓣膜"是如何工作的

"说话瓣膜"放置于气管套管口，使用前其瓣膜处于密闭状态，吸气时开放，吸气末自动关闭，防止气体再从瓣膜排出。呼气时，气流经过气管套管周围与气管壁之间的间隙，通过声带，自口鼻排出。此时，由于声门下压力增高，气流通过声带时引起声带振动，从而实现自然发声。

## 佩戴"说话瓣膜"需要注意什么

1. 根据患者耐受的情况决定佩戴时间，逐渐延长佩戴时间，直至白天一直佩戴。

2. 睡觉时需要取下"说话瓣膜"。

3. 一旦出现呼吸困难，要立即拔掉并通知医生。

4. 对于年龄较小或较大者、有认知障碍者，在呼吸困难时可能无法自主拔掉"说话瓣膜"，因此在佩戴期间需要严密监护。

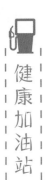

健康加油站

**哪些患者适合佩戴"说话瓣膜"**

患者清醒，有警觉，有恢复语言交流的愿望；需要吞咽治疗的患者；不能耐受临时性堵管的患者。

（陈　彦）

关键词

# 33. 口腔器官运动训练
## 方法有哪些

脑卒中后出现言语障碍的患者，可以进行口腔器官运动训练，帮助增强口腔器官的力量、协调性，改善音量。

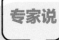 专家说

**口腔器官的组成**

与发声、构音有关的口腔器官包括喉、软腭、下颌、唇、舌、齿，以及面部肌肉。

**哪些方法可以训练口腔器官**

**1. 下颌运动**　张口、闭口、下颌前伸、左右侧移。如下颌向左右两边移动、夸张地做咀嚼动作，张开口说"呀"，然后迅速合上。

**2. 唇运动**　噘唇、咧齿、呷唇、闭唇、鼓腮。

（1）分别说"衣"和"乌"，各维持3秒。

（2）"衣""乌"交替发声，轮流重复5~10次。

**3. 舌运动**　前伸、左右摆动、后卷、环形"清扫"、抗阻运动。

（1）把舌头尽量伸出口外，维持稳定，然后缩回。

（2）舌尽量向上、下左、右，各方向运动。

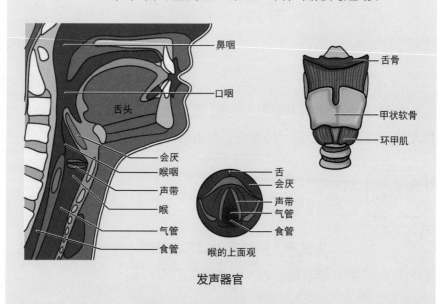

发声器官

### 进行口腔器官运动训练需要注意什么

1. 在安静的环境中进行，急性期患者可在床边进行。如果能在轮椅上耐受坐位30分钟以上者，可在治疗室内进行训练。

2. 避免患者过度疲劳。

3. 可在患者面前摆放一面镜子，以便患者在训练中自我观察并及时反馈调整。

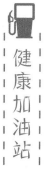

健康加油站

## 如何进行呼吸训练改善发音过程中的呼吸支持

1. 先调整坐姿，做到躯干直立，双肩水平，头保持正中位。指导患者平稳地由鼻吸气，然后从口缓缓呼出。

2. 呼气时尽可能长时间地做发"s""f"等摩擦音的动作，但是不出声音。当该动作完成较好时，再开始在呼气时发出"s""f"等摩擦音，并坚持一定时间。

（陈 彦）

四

# 吞咽功能的
# 康复

# 34. 为什么脑卒中后
# 食不下咽

关键词

俗话说"民以食为天",吃饭补充能量是人类生存的必备条件。不能进食或者进食后不能咽下是何其痛苦的一件事情!

脑卒中后,由于脑部结构损伤,导致吞咽功能的调控能力减弱,进而影响吞咽相关肌肉的活动。在发病早期,吞咽障碍的发生率高达50%~70%,表现为口角歪斜、流口水、不能咀嚼或者食物存于口腔内不能咽下、呛咳、声音改变等。遇到这样的情况,该怎么解决患者进食以及营养问题呢?

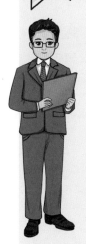

脑卒中发病后出现食不下咽的现象,可能存在以下问题。

口部的控制和协调能力差、咀嚼能力下降、口腔以及舌对食物的推送能力下降、咽部的肌肉收缩能力下降以及食管上口的开放不协调等。

遇到此类情况,首先要考虑通过留置鼻饲管的方式解决患者的进食、饮水等营养问题,并告诫患者此时不能经口进食,否则会造成吸入性肺炎,从而加重患者的病情、增加住院时间,并给家庭带来更大的负担。

食不下咽 吞咽障碍 吞咽评估

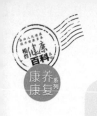

随着病情的稳定，需要专业人员进行吞咽功能筛查，再决定给予留置鼻饲管还是可以在指导下进食。经过急性期治疗，患者吞咽功能部分恢复，只表现为饮水、稀流质食物呛咳等，可以在专业人员指导下改变食物性状以及通过姿势调整，进一步改善吞咽功能。

如果患者存在严重的食物吞咽困难，需要给予相应的吞咽治疗，包括手法训练口颜面部的肌肉、感觉整合、吞咽肌肉电刺激治疗和导管球囊扩张治疗等。同时要注意口腔护理，保持口腔清洁，可以使用负压吸引式牙刷处理口腔卫生。

健康加油站

正常的吞咽进食有一定的时间顺序，食物进入体内的过程分为四个时期：口腔准备期、口腔推送期、咽期、食管期，随后食物进入胃内被消化吸收。其中，前两个时期受意识控制，后两时期一旦启动不受意识控制，自主完成。

吞咽功能筛查分为临床筛查和仪器筛查，临床筛查常用洼田饮水试验和摄食评估；仪器筛查常用吞咽造影评估。

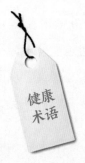

**吞咽障碍**

吞咽障碍是由于下颌、双唇、舌、软腭、咽喉、食管等器官结构和 / 或功能受损，不能安全有效地把食物由口送到胃内的一种临床表现。

（郝利霞）

# 35. 为什么脑卒中患者容易出现

# 进食呛咳

许多患者家属在护理的过程中会发现，脑卒中后患者可以正常饮水进食，但是每次饮水进食后会出现不同程度的咳嗽或者声音变化。有时小口进食时呛咳不明显，而大口进食时呛咳会明显加重，查看口腔也没有残留食物，为什么会出现这类情况呢？

专家说

脑卒中患者出现进食后呛咳，这是吞咽功能受损的表现。主要分为以下几种情况。

**1. 饮水呛咳** 一般是喝水呛咳，吃黏稠的食物不呛咳，如进食馒头、面条、稀饭均没问题。

**2. 进食呛咳** 进食流食、稀流食时呛咳，而吃稠流食或固体食物时没有呛咳。

3. 无论进食什么性状的食物均存在呛咳现象。

对于上述情况的患者，应针对性给予不同的治疗方案。针对第 1、2 种情况，可以通过改变食物性状以及调整姿势来改善患者的吞咽功能。针对第 3 种情况，可以暂时留置鼻饲管，再通过治疗逐渐拔管。

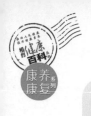

**哪些方法可以改善进食呛咳**

**1. 改变食物性状**　将食物做成糊状，进食时采取半卧位或坐位，少量且缓慢进食。

**2. 鼻饲**　如果改变食物性状无效，可考虑通过鼻饲管注入流食，补充机体所需营养，预防低蛋白血症和吸入性肺炎。

**3. 吞咽康复治疗**　在医生指导下进行咽部肌肉电刺激治疗，模仿吞咽动作，促进吞咽功能恢复，改善进食饮水呛咳现象。

**如何进行吞咽康复训练**

1. 建议家属在喂食时要注意放慢速度，进食一口量，并且要将食物做成泥状或糊状，避免发生呛咳。如果上述方法均无法缓解饮水进食呛咳，可考虑在食物和水中添加增稠剂，改善食物性状。

2. 如果患者的病情比较严重，会导致口腔周围的肌肉瘫痪，从而影响正常的咀嚼能力，也会出现进食饮水呛咳。此时可以通过适当的康复训练，如鼓腮、吹气球等，在一定程度上也能够改善不适症状。

3. 使用吞咽电刺激治疗来改善颜面部、增强咽喉部肌肉的收缩力量，从而改善吞咽功能。

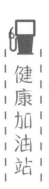

吞咽电刺激治疗仪由刺激电极、电源、控制器等组成。刺激电极贴附在患者的颜面部、咽喉部，该设备通过电源供电并由控制器调节参数通过电刺激吞咽肌肉使其收缩和放松，从而促进食物的顺利通过食管进入胃部。

（郝利霞）

# 36. 脑卒中后反复肺部感染要警惕**隐性误吸**

常常听到患者家属在交流护理经验，有些刚刚恢复正常进食的患者会出现体温升高、咳嗽、咳痰的情况，甚至导致病情加重无法出院，或者几天后因为肺部感染再次入院。出现这种情况是什么原因，和脑卒中有关系吗？

通常人们在形容一个重要的地理位置时喜欢使用"咽喉要道"。人体的咽喉部是食物和气体共通处的，如果食物进入咽部后误入气管内，极容易引起肺部感染。正常人会发生这种情况吗？当然也有，只不过正常人如果食物误入气道后可以通过咳嗽清除，而脑卒

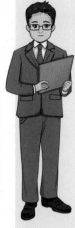

中患者由于咽喉部的感觉功能减退，食物误入气道后常常无明显的咳嗽反应。

据报道，脑卒中后约一半吞咽障碍患者有发生误吸的风险，其中 2/3 的患者属于"隐性误吸"。隐性误吸者发生肺炎的风险是显性误吸者的 1.3 倍，相较于没有误吸者高出 13 倍。因此，对存在误吸的患者进行识别和管理具有重要意义。

**怎样预防隐性误吸的发生**

1. 对于老年免疫功能低下者、易发生食管胃反流者，要保持口腔卫生，及时放置胃管鼻饲饮食，防止误吸。并加强对胃管的管理，改进鼻饲方式和改变体位。进食时，患者宜采用半坐卧位或坐位，半卧位时，头颈前屈，躯干角度在 30°以上，减慢鼻饲速度及每次进食量，选择最适合个体患者的鼻饲方式。

2. 食物要黏性适当、不易松散，首选糊状食物，避免食用干硬和汤类食物，且进食时不要说话，保持平和的心态，以避免呛咳造成隐性误吸。

3. 注意口鼻部的清洁和护理。患者每日进餐后应进行口腔护理，减少口腔内细菌的滋生，从而减少因误吸所导致的吸入性肺炎。

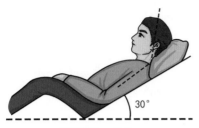

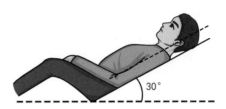

颈部前屈：放松

颈部伸展：紧张

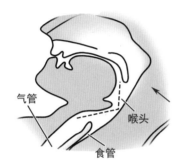

气管

喉头

食管

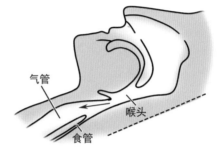

气管

喉头

食管

30° 仰卧位头部前倾和前屈姿势图

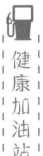

健康加油站

## 哪些方法可以改善隐性误吸

为改善误吸和吞咽障碍，可以使用专业的增稠剂对食物进行增稠处理。增稠后的食物黏稠度增加，通过食管的速度减慢，给予大脑更多的反应时间，从而减少或改善误吸。

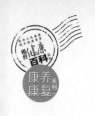

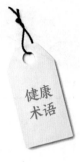

### 误吸

误吸是指食物或者分泌物误入气管内,根据临床表现可分为显性误吸和隐性误吸。

### 显性误吸

显性误吸是指在进食过程中出现明显的呛咳或窒息,伴随进食、饮水及胃内容物反流突然出现呼吸道症状(如咳嗽和发绀)或吞咽后出现声音改变(声音嘶哑或咽喉部的气过水声),且病情较重、发展较快。

### 隐性误吸

隐性误吸是指食物、气道分泌物等进入真声带以下的气道,但并不引起咳嗽或呼吸窘迫等任何临床反应,也被称为"无症状误吸"或"沉默性误吸"。

(郝利霞)

# 37. 为什么脑卒中后**口腔内**会有很多**唾液**

唾液是我们口腔腺体正常分泌的液体,可以润滑和稀释食团,有利于吞咽,正常人 24 小时唾液分泌量为 1~2 升,发挥消化、保护及其他一些功能。脑卒中患者会出现口水外流的情况,因一直在擦拭,口角擦拭处会出现皮肤改变。那么,真的是唾液分泌增多了吗?

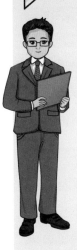

脑部损伤后，由于中枢神经受损、面神经麻痹、舌肌瘫痪等原因，导致神经对肌肉的控制能力下降，口腔分泌唾液的能力有所下降。但是，患者一侧面部和口腔的肌肉出现闭拢不全，无法顺利地将分泌出来的唾液咽下，从而出现一侧口水向外流出的现象。口水流出过多，影响患者日常生活，不利于清洁卫生，时间久了会造成口周皮肤破溃；口水无法正常咽下，存于咽部，可能会造成呛咳，甚至吸入性肺炎。因此，要注意对"流口水"的现象进行针对性治疗。

**哪些方法可以改善脑卒中后流涎**

1. 症状较轻的流涎患者，可以通过面部康复锻炼，如锻炼口部肌肉，增加口部的闭合能力，还可进行吞咽训练、饮水训练、多读书、多张大口型、包唇训练等，通过锻炼口面部肌肉，提高口唇部肌肉的协调性，改善流涎的症状。

2. 除自身锻炼外，患者还可以选择针灸、拔罐等方式刺激面部神经，逐渐恢复对口腔及面部肌肉的控制。

3. 特别严重的流涎患者，在采用上述方法都没有明显效果的情况下，可以通过一些治疗让唾液分泌减少，从而减轻流涎。如临床上可以给分泌唾液的腺体（主要是腮腺和下颌下腺）注射肉毒毒素，减少唾液分泌。

4. 流涎给患者带来诸多不便，治疗过程中家属需要积极鼓励患者，维护心理健康，增加患者治疗的配合度，避免半途而废。

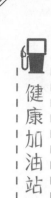

### 如何进行口部肌肉锻炼

**1. 口唇闭合练习**　让患者面对镜子进行紧闭口唇的练习。对无法主动闭合口唇的患者，可予以辅助。当患者可以主动闭合口唇后，可进一步练习鼓腮、吹口哨等动作，或者用双唇含住压舌板，抵抗辅助者的牵拉，还可以含住吸管，在保持吸管外不漏气的情况下吸气、吹气。

**2. 舌的运动训练**　引导患者向前及向两侧尽力伸舌，伸舌不充分时，可用纱布裹住舌尖轻轻牵拉，然后让患者用力缩舌，以促进舌的前后运动。通过舌尖舔吮口唇周围来练习舌的灵活性。用压舌板抵抗舌根部，练习舌根抬高等。

（郝利霞）

# 38. 为什么脑卒中后会吃东西了，却还要**限制经口进食**

在临床工作中我们常常遇见这样的问题，看上去患者可以经口饮水进食，患者以及家属自觉恢复正常了，非常高兴，但是医生交代目前暂不能经口进食饮水，需要携带胃管给予营养维持，很多家属以及患者都不理解，不能很好地配合治疗，造成患者病情加重，住院时间延长，功能恢复延迟。

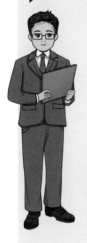

如果脑卒中后患者刚刚能进食，说明其口腔咀嚼能力有所恢复，但并不代表患者可以顺利将食物咽下，患者的咽部吞咽功能可能尚未恢复，食物会误入气道，引发呛咳，严重时可能导致吸入性肺炎甚至窒息。

因此，脑卒中后要想顺利进食，需要开展咽部吞咽功能的针对性训练。出现咽期吞咽障碍的患者多有以下表现：饮水呛咳、进食呛咳、吞咽后喘息或喘憋、吞咽后的清嗓动作、唾液在口咽部聚积、低头吞咽、无效吞咽、重复吞咽、发声困难、自主咳嗽异常、咽下困难、吞咽后声音改变等。

咽期吞咽障碍的康复治疗是针对咽部功能异常而改善其功能，降低并发症。如咽部、颈部屈肌的主动运动训练有助于增强吞咽肌肉的力量；软腭的冰刺激治疗有助于咽反射的恢复；咽下食物后呼气或咳嗽有助于预防误吸。其他治疗包括物理因子治疗、针灸治疗、替代进食及手术治疗等。

关键词

吞咽障碍　咽期吞咽

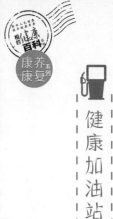

## 脑卒中后患者在什么情况下可以经口进食

脑卒中后患者在满足以下条件时，可考虑经口进食了：①神志清楚；②可遵从指示；③肺功能稳定；④无感染征兆；⑤吞咽时会短暂闭气或吞咽后会接着呼气；⑥有咳嗽反射；⑦能自动控制口舌，有自主吞咽功能。

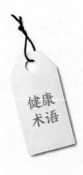

健康术语

### 咽期吞咽

咽期吞咽是指吞咽反射启动，食团开始进入咽部，结束于环咽肌松弛，食团进入食管。咽期是吞咽的关键时期，气道必须闭合以防止食团进入呼吸系统。

（郝利霞）

# 39. 为什么脑卒中后吞咽障碍会影响**运动功能恢复**

脑卒中后患者由于进食费力、进食量减少，从而导致能量、蛋白质和其他营养素缺乏，出现营养不良的症状。营养不良会使患者容易乏力，从而严重影响患者运动功能的恢复，因此营养不良是吞咽障碍患者需要首先解决的问题。

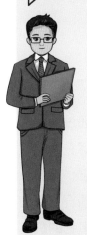

## 营养给予方式

吞咽障碍患者在进行营养干预前，应首先进行营养风险筛查和营养状况评估。随后，根据患者的营养评估结果，选择适宜的营养支持途径。

营养支持途径主要包括肠内营养、肠外营养（通过外周或中心静脉途径）以及两者联合使用。

肠内营养包括经口进食、经鼻胃管喂食及间歇性经口胃管或食管喂食。根据《中国卒中吞咽障碍与营养管理手册》等相关专家共识，若无禁忌证，首选肠内营养。对于肠内营养不能满足需求或有禁忌证的患者，可选择部分或全肠外营养。

根据国内外的报道，一般优先考虑鼻胃管喂食。结合我国的实际情况，留置鼻胃管超过 4 周仍不能经口进食的患者，建议给予经皮内镜下胃造瘘术（percutaneous endoscopic gastrostomy, PEG）以营养支持。

## 计算营养摄入量

对于病情稳定的吞咽障碍患者，根据活动和消耗情况推荐摄入热量为 25~35kcal/（kg·d）；对于病情严重或不稳定的患者可适当减少热量至标准热量的 80% 左右。蛋白质的供给按

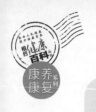

1~2g/（kg·d）标准，水的供给以 30mL/（kg·d）为参考标准，根据情况适当增减。对于管饲患者，普通食物经水稀释成流质食物后能量密度降低从而达不到目标量，建议使用专用肠内营养素提高能量密度。对于反流误吸严重患者，推荐使用高能量密度的肠内营养。

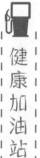

健康加油站

合理营养与运动是维持和促进健康的两个重要条件。肢体运动功能的恢复需要各种消耗，要通过合理的膳食营养进行补充。如果缺乏合理营养保障，消耗得不到补充，机体将处于亏损状态。久而久之，对健康不利，运动功能下降，出现乏力、疲劳的情况。因此，以科学合理的营养为物质基础，脑卒中患者的机体处于高代谢状态，蛋白质、脂肪、矿物质以及水的需求显著增加，故加强患者的营养管理、合理膳食尤为重要。

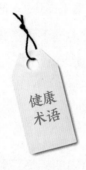

健康术语

**合理营养**

合理营养是指一日三餐所吃食物中提供的热量和多种营养素之间保持均衡，即饮食中要有充足的热量，同时蛋白质、脂肪、糖类的含量和比例要适当，以及确保有充足的无机盐、维生素和水分。

（郝利霞）

# 40. 为什么脑卒中后的 **吞咽造影**可以评估吞咽障碍

脑卒中后吞咽障碍的发生率很高，专业人员需要通过相关评估作出精准的诊断，这是临床进一步决策的基础。

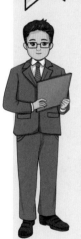

**专家说**

### 吞咽造影是吞咽评估的"金标准"

吞咽造影对整个吞咽过程进行详细的评估和分析。通过观察侧位及正位成像，能更直观、动态、准确地评估口腔准备期、口腔期、咽期和食管期的情况。同时，它还能对舌、软腭、咽喉的结构和食团的运送过程进行观察，这对于诊断、干预措施的选择和咽期吞咽障碍的管理意义重大。研究证实，吞咽造影的信度和效度均较高，且操作简单易行，是公认的吞咽障碍检查和诊断的"金标准"。

### 吞咽造影的观察内容

1. 口腔期　观察口唇的闭合及随意运动、舌的搅拌运动、舌的运送功能、软腭的活动及有无鼻腔反流、口腔内异物滞留及残留等现象。

2. 咽期　观察吞咽反射启动的触发时间、咽缩肌舒缩活动、咽喉上抬程度、会厌及声门关闭、会厌谷及

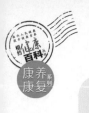

梨状隐窝异常滞留及残留，同时评估有无误吸、误吸食物的浓度和误吸量，以及患者清除吸入物的能力。

**3. 食管期**　观察食管上括约肌能否开放、开放程度、食管的蠕动、食管下括约肌的开放等。

在进食过程中言语治疗师会给予指导，观察调整姿势以及食物性状对患者吞咽的改善情况。如存在咽食管阻塞、高误吸风险、意识不清、不能配合的患者暂不考虑进行该项检查。

**造影剂的种类**

**1. 含碘的水样造影剂**　如 20% 或 76% 泛影葡胺是临床常用的造影剂，但因为泛影葡胺味道苦，有些患者难以接受。

**2. 硫酸钡混悬液**　将硫酸钡粉加适量的水调制而成，一般将 200 毫克硫酸钡加入 286 毫升水中，均匀调至 60% 浓度即可。硫酸钡有香草味，患者易于接受，但它不能被人体吸收，误吸后易沉积于肺泡中影响呼吸功能。为避免出现此现象，临床上将其改良为可吸收的水溶性硫酸钡混悬液，常用浓度为20%~60%，用此浓度的硫酸钡混悬液加入果汁、蜂蜜、果酱等，可以调配出不同性状。改良后的造影剂安全性提高，即使钡剂被误吸，因其浓度较低，可通过自身咳嗽或体位振动排痰等方法排出，不影响肺的呼吸功能。

**3. 可显影的糊状食物**　取适量含碘的水样造影剂或硫酸钡混悬液，加入适量的米粉或食物增稠剂，根据需要调制成糊状造影剂。

**4. 可显影的固体食物**　用饼干夹上可显影的糊状食物即可。

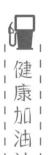

吞咽造影是在 X 射线透视下，针对口、咽、喉、食管的吞咽运动所进行的特殊造影。吞咽过程十分迅速，食团通过咽的时间仅为 0.75 秒。通过 X 射线动态录像记录其活动，并逐帧慢放以仔细分析其中的异常情况。在患者进食 4 种不同体积和黏稠度的含钡食团的过程中，观察患者吞咽器官的结构及其运动情况，以及食团的运送情况。

（郝利霞）

# 41. 为什么脑卒中后要做 饮水试验

许多家属在护理患者时，不知道患者是否存在吞咽问题，等患者进食后有剧烈咳嗽症状才向医护人员反映，有的甚至出现了肺部感染才发现问题。如何能简单易学地对患者进行吞咽功能筛查呢？

研究显示，脑卒中后有 10%~43% 的患者因误吸发生吸入性肺炎，而吸入性肺炎的 30 天死亡率高达 21%~30%。饮水试验是吞咽障碍的最简单直接的初步筛查方法，能够有效评估患者是否存在吞咽障碍及其严重程度。

关键词

饮水试验 吸入性肺炎

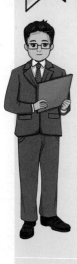

　　饮水试验，又称"饮水吞咽试验（water swallowing test，WST）"，是一种较为方便、常用的鉴别有无吞咽障碍的方法，适用于意识清醒和在帮助下能维持坐位的脑卒中患者。此试验不但可以观察患者的饮水情况，也可以作为是否需要进行吞咽造影检查的筛选标准。

## 饮水试验的操作方法

　　患者取坐位，饮下 30 毫升温水，观察饮水经过并记录所需时间和呛咳情况。

## 饮水试验的评分标准

　　1 分　患者一饮而尽无呛咳为正常，若 5 秒以上喝完为可疑。

　　2 分　两次以上喝完无呛咳为可疑。

　　3 分　一次喝完有呛咳为异常。

　　4 分　两次以上喝完有呛咳为异常。

　　5 分　呛咳多次发生不能将水喝完为异常。

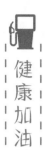

健
康
加
油
站

进行饮水试验时，由于一次性饮下 30 毫升水存在安全风险，为避免此风险，可先给予 2~3 茶匙温水，观察患者有无口角流出、呛咳、声音变化以及患者反应等情况。随后，继续给予 5 毫升温水或糊状食物进行测试，观察情况是否有异常。如无问题，再让患者一次性饮下 30 毫升温水，然后观察记录患者情况。进行筛查时要注意让患者处于坐位或者半坐位的姿势。

（郝利霞）

关
键
词

食
物
黏
度
食
物
性
状

# 42. 为什么要注意脑卒中后
# 进食的食物性状

当脑卒中后吞咽能力受损患者不能安全进食时，进食黏稠度低的食物（如稀流质）不易残留但容易误吸；进食黏稠度高的食物不易误吸但容易残留。因此，应注意脑卒中后吞咽障碍患者在选择餐食时宜选择密度均匀、黏性适当、有一定硬度、质地爽滑、易于变形通过咽部和食管的食物。如将固体食物改成糊状或凝胶状，可在稀液体内加入增稠剂来增加黏度。同时也要注意食物的营养搭配及个人喜好。那么，家属在护理过程中如何做到既安全又营养呢？

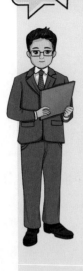

**吞咽障碍患者如何选择食物**

　　对于大部分脑卒中后有吞咽障碍的患者来说，液体及固体食物比糊状食物吞咽难度要大，最容易引起误吸的食物是白开水、清汤类等液体状食物。容易吞咽的食物通常是密度均匀、不易松散、黏性适当的食物，当食物通过咽和食管时容易变形，不在黏膜上残留，如烂米糊、面糊或泥状食物等。因此，常将固体食物改成糊状或泥状。如患者有饮水呛咳，可在稀液体内加入增稠剂以增加黏度，减少误吸，增加营养摄入量。当患者吞咽功能有所改善时，食物的性状需要随着变化，可换成软食或半固体的黏度适当的食物。同时，可以配合不同的一口量及吞咽方式以减少误吸。把握好进食速度，嘱患者在前一口吞咽完成后再进食下一口，避免两次食物重叠入口的现象。

**食物性状程度**

　　**1. 稀流质**　是指当勺子倾斜时食物马上流出，在叉子上很容易流动，可轻松吸食。

　　**2. 稠流质**　是指当勺子倾斜时食物一滴一滴流出，在叉子间流动较慢，吸食明显有阻力。

　　**3. 糊状食物**　是指当勺子倾斜时食物基本不流出，在叉子间流动困难，吸食比较困难。

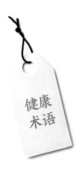

## 食物改进原则

**1. 将硬的变软**　将较硬的食物搅拌成泥状或糊状，以便于咀嚼和吞咽。

**2. 将稀的增稠**　在水、牛奶、果汁等稀液体里加入适量增稠剂，以增加食物的黏稠度，从而降低食物在咽和食管中流动的速度。

**3. 避免异相夹杂**　避免固体和液体食物混合在一起食用。

### 一口量

一口量是指最适合吞咽的每次入口量。一般正常人的每次入口量：流质1~20毫升，糊状食物3~5毫升，果冻5~7毫升。一口量过多会导致食团难以通过咽喉，残留于咽部，增加误吸风险。

（郝利霞）

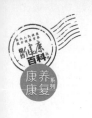

# 43. 为什么脑卒中后要注意
# 进食体位

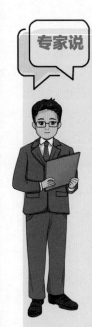

 **关键词**

**进食体位 点头吞咽 仰头吞咽**

脑卒中患者大多为卧位或者半卧位的状态，如果在这种体位下进食，食物易呛入气管中造成误吸，进而导致吸入性肺炎的发生。所以，养成良好的进食习惯至关重要，最好是定时定量坐起进食。进食的体位应因人因病情而不同，可以通过调整患者头颈部姿势来改变。

**专家说**

脑卒中患者进食体位应因人因病情而异，开始要选择既有代偿作用又安全的体位，调整进食姿势可改善或避免误吸的发生。

**进食体位的选择**

1. 体力较好者应尽量采取自然坐姿进食；体力较弱者采取半卧位，头部维持在 30°以上，头部、颈部前屈，偏瘫侧肩部垫枕，健侧喂食。若患者体力特别弱，可以采用健侧卧位喂食。

2. 有些患者存在口腔期唇舌活动障碍，造成吞咽障碍，需要通过调整头部姿势来辅助吞咽过程。

3. 低头吞咽姿势。对于存在吞咽启动延迟、舌根后缩不足、会厌闭合不全的患者，可以采用低头、颈部前屈的姿势进食，通过颈部挤压将食团向后推进而启动吞咽动作。

4. 仰头吞咽姿势。对于舌头运送食物困难的患者，头部后仰时，利用重力的作用，食物可以通过口腔、舌根处，再低头通过挤压将食物送入食管。

5. 头健侧倾斜吞咽姿势。对于存在一侧舌肌和咽部肌肉麻痹的患者，头部向健侧倾斜，由于重力的作用使食物推向健侧，由健侧代替患侧进行吞咽。

6. 转头吞咽姿势。对于存在一侧咽部肌肉麻痹的患者，头部可以转向患侧，使食团推向健侧，食物通过健侧进行吞咽，并且能同时关闭声门，防止误吸的发生。

**注意事项**

采用吞咽姿势调整的方法，最好在吞咽造影检查时，先观察有效的吞咽姿势，然后再选取这种有效姿势进行训练。吞咽姿势调整一般仅作为暂时性使用的方法，逐步过渡到能以正常吞咽姿势进食后应停用。

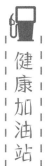

健康加油站

脑卒中后意识不清、疲倦或不合作的患者切勿强行喂食；痰液较多的患者需要清除痰液后再喂食；口腔感觉减退的患者需要把食物送入口中，可适当增加汤勺下压舌部的力量，有助于感觉输入刺激；对于易疲劳的患者要少食多餐，有呛咳应立即停止，进餐后应保持口腔清洁，及时进行口腔护理，餐后指导患者

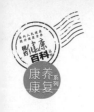

坐位或者半坐位至少 30~40 分钟，以防止食物反流造成误吸。

（郝利霞）

关键词

消化不良　少食多餐

# 44. 为什么脑卒中后留置胃管的患者需要**少量多餐**

　　脑卒中后留置胃管的患者常出现消化不良，表现为腹胀腹痛、恶心呕吐、腹泻等胃肠道症状。如在食物中添加过多蔬菜水果可能出现腹泻，而主食过多可能出现 3~4 天排便一次等情况，这增加了护理难度。因此，对于留置胃管的患者应如何更好地进行护理呢？

**专家说**

　　胃肠功能紊乱是脑卒中后常见的并发症，多发生于高龄、营养不良、抑郁、服用多种药物的脑卒中患者。一般表现为排便异常、腹胀、消化道出血、呕吐、呃逆、食欲下降等，携带胃管的患者很容易出现胃食管反流。虽然这些症状大部分不会直接造成生命危险，但是会降低患者的生活质量，延长住院时间，增加心理负担以及经济负担，甚至引发其他疾病，导致死亡。

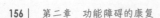

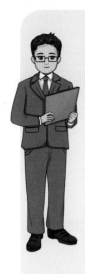

1. 脑卒中后患者的胃肠道分泌激素紊乱，导致胃肠道动力下降及胃肠黏膜损伤，从而造成消化不良，故脑卒中后的早期及携带胃管的患者需要注意给予抑酸药物及胃黏膜保护剂。

2. 脑卒中后往往会导致患者脑肠轴紊乱，造成肠道菌群变化。长期卧床会使肠道蠕动下降，导致便秘的发生。

3. 合并基础疾病的脑卒中患者，患病后服药明显增多，如阿司匹林、氯吡格雷等药物也会造成胃肠黏膜损伤。

4. 脑卒中后带来的行动不便、言语不利，以及长时间的康复等，使患者表现出一系列的心理障碍，如抑郁、焦虑等，也可以加重胃肠功能紊乱。

健康加油站

脑卒中后携带胃管的患者要提倡"少食多餐"，每天根据营养情况给予 4~5 次正餐，并适量提供水果汁、蔬菜汁等，每两小时进食水 1 次，每次胃管注入约 200 毫升水。同时，考虑给予抑酸药物、胃黏膜保护剂、促进胃肠动力的药物，适当加用益生菌调节肠道菌群。管理好患者的情绪，防止出现心理障碍。

（郝利霞）

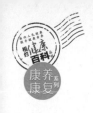

# 45. 为什么脑卒中后的 "冰刺激" 可以改善 吞咽功能

关键词

冰刺激

口腔感觉刺激

目前，对于吞咽治疗有很多种方法，有没有简单易行的呢？尤其是针对口腔期存在吞咽问题的患者。

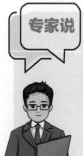

**专家说**

脑卒中后，神经功能的缺损往往会造成患者口唇、伸舌歪斜以及活动障碍、感觉异常。一些患者甚至不能自主活动口唇及面颊部，咽反射、咳嗽反射及呕吐反射减退或者消失。要想改善患者的吞咽功能，尤其是口腔期严重吞咽障碍的患者，首先要解决口腔感觉以及运动功能。口腔感觉刺激能够启动吞咽功能，也是恢复吞咽功能的常用治疗方法。其中，"冰刺激"是一种行之有效的方法，可以提高患者对食块知觉的敏感度，减少唾液的分泌，并可以通过刺激提高对进食吞咽的注意力。

**什么是"冰刺激"**

患者呈坐位或半坐位，张口发"啊"音，先用冰棉棒大面积擦刷患者患侧面颊、口周及咽喉部，至皮肤微微发红。接着用冰棉棒反复涂擦刺激患者软腭、腭弓、舌根、咽后壁、舌面及舌体两侧，然后让患者做吞咽动作 5 次。每次训练时间为 20 分钟，每日 2 或 3 组。具体训练时间因人而异，以患者能耐受且无不适为宜。

寒冷刺激可引起吞咽有关的肌肉主动收缩，提高其对食物的敏感度。此外，寒冷刺激可以强化吞咽反射，反复训练可以使吞咽动作易于诱发且吞咽有力，改善吞咽肌群的失用性萎缩。

**"冰刺激"的禁忌证**

1. 中、重度认知障碍或失语症，不能配合吞咽评估和治疗的患者。

2. 生命体征不稳定的患者。

3. 有严重的咽期吞咽障碍，尤其是隐性误吸的患者。

4. 并发心肌梗死等严重心脏病，严重肝、肾功能障碍，重症感染，严重糖尿病等疾病的患者。

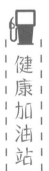

健康加油站

每次患者治疗的时间宜选择在进餐前 20 分钟或餐后 2 小时，体位为半坐位或侧卧位，防止患者发生呕吐、误吸，出现呕吐反射应停止刺激。治疗过程中，注意动作要轻柔、力度适中，避免棉棒折断或棉球脱落引起患者不必要的损伤。保持口腔清洁，预防感染。经常检查患者口腔有无红肿溃疡、真菌感染等，并及时对症处理。

（郝利霞）

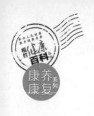

# 46. 为什么脑卒中后的吞咽障碍可以在面部给予**电刺激治疗**

吞咽障碍　神经肌肉电刺激

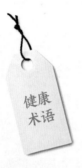

健康术语

### 神经肌肉电刺激

神经肌肉电刺激以低频脉冲电流刺激神经肌肉，可以引起肌肉收缩，从而可延缓患部肌肉的萎缩，促进神经功能恢复。

经常会有脑卒中患者或家属感到疑惑，明明是脑卒中引起了咽喉部的吞咽问题，为什么要在面部给予电刺激治疗？不用担心！那是在刺激口面部的神经和肌肉，而它们对于维持正常的吞咽功能起着至关重要的作用。

专家说

吞咽是一个复杂的过程，涉及口腔、咽喉和食管的协调配合。吞咽障碍是指由于口咽部功能异常或神经肌肉协调障碍而导致的吞咽困难或不适。根据吞咽障碍发生的不同阶段，可以将吞咽障碍分为口腔期吞咽障碍、咽期吞咽障碍和食管期吞咽障碍。

### 脑卒中后吞咽障碍的电刺激治疗

低频电刺激可以作为吞咽障碍治疗的辅助方法，它通过刺激完整的外周运动神经来激活其所支

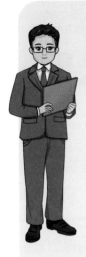

配的肌肉或直接激活去神经支配的肌肉纤维。目前，使用较多的有神经肌肉电刺激（neuromuscular electrical stimulation，NMES），经皮神经电刺激（transcutaneous electrical nerve stimulation，TENS）等。治疗主要目标是强化无力肌肉及进行感觉刺激，帮助恢复喉上抬运动控制、延缓肌肉萎缩、改善局部血流。针对不同阶段的吞咽障碍，电刺激治疗时电极片所放置的部位也有所不同。在面部放置电极片，给予电刺激治疗的方法主要适用于治疗口腔期吞咽障碍，通过刺激面部肌肉，促进其收缩和放松，增加面肌功能，改善口腔和舌前部感觉功能，从而有助于改善吞咽功能。

**治疗过程中的注意事项**

1. 在采取治疗措施前，要对患者的吞咽功能进行详细的检查评估，分析具体原因，确定吞咽障碍发生的环节。

2. 在进行电刺激治疗时，电极放置的位置相当重要，位置不当会影响治疗效果，建议在专业人员的指导下确认是否需要此种治疗及如何操作。

（陈松美）

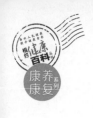

# 47. 为什么脑卒中后有些患者需要做"球囊扩张术"

有些患者听到"球囊扩张术"可能会感到疑惑甚至害怕，脑卒中后康复还需要手术治疗吗？不要怕！康复领域中的"球囊扩张术"，通常指"球囊导管扩张技术"，并非有创伤的手术。它是一种无创、安全、经济实用、疗效明确的治疗技术，已在国内得到普遍应用。

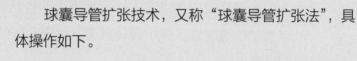

**专家说**

### 什么是球囊导管扩张技术

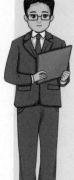

球囊导管扩张技术，又称"球囊导管扩张法"，具体操作如下。

取适当型号的球囊导管，从鼻或口腔插入食管处，通过分级注水或注气的方式充盈球囊，来间歇性牵拉环咽肌，从而扩张环咽肌狭窄处。

这种技术常被用于治疗脑损伤后引起的环咽肌不开放或开放不完全的吞咽障碍。在实施治疗前，首先要对患者进行吞咽功能评估，并完善造影检查确认造成吞咽困难的原因为环咽肌失迟缓症。

吞咽造影检查（videofluoroscopic swallowing study，VFSS）和纤维内镜吞咽功能检查（fiberoptic endoscopic evaluation of swallowing，FEES）是两种吞咽功能的评估方法。

VFSS 是吞咽障碍检查和诊断的"金标准"，适用于大多数存在吞咽障碍的患者。该方法可以对整个吞咽过程进行详细地评估和分析，通过观察侧位及正位成像可对吞咽的不同阶段（口腔准备期、口腔期、咽期、食管期）的情况进行评估，透视观察患者在吞咽不同体积和黏稠度的食团时，唇、腭、咽、舌、喉的结构及其运动情况。VFSS 帮助医生直观的了解到患者吞咽食团后，口腔、会厌谷、梨状窝等部位的食物残留、误吸量及清除吸入物的能力，以评估口咽结构、肌肉活动的协调性，从而确定吞咽的有效性与安全性。对于合并意识障碍、病情严重不适合转送到放射科，以及不能配合完成吞咽动作的患者，可以考虑床边 FEES。

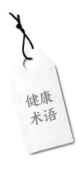

### 环咽肌失弛缓症

环咽肌位于食管入口处，即食管和下咽交界处的肌肉群，主要作用是负责咽腔肌肉的收缩。环咽肌开放不完全或完全不开放、开放时间不当，可引起食物通过食管上段困难，并出现吞咽障碍。主要表现为食管期吞咽困难，其严重后果在于误吸引起肺部反复感染和营养不良。

（陈松美）

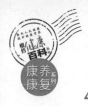

# 48. 为什么 **"食品增稠剂"** 可以改善饮水呛咳

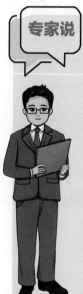

关键词

食物黏度 食品增稠剂

吞咽障碍的患者常常表现为饮水呛咳、食物误吸、咀嚼困难等。针对这类问题，可以通过改进食物性状来帮助患者缓解症状、提高吞咽效率。

**专家说**

食物改进是指改变食物的形态、质地、黏度，以减少误吸、提高吞咽效率的方法。它是脑卒中后吞咽障碍的标准护理方法，也是吞咽障碍的基础治疗之一。最常见的食物改进是将固体食物加工成泥状或布丁状半固体，将稀液体内加入食品增稠剂以增加黏度，可减少误吸，增加营养摄入量。

一般来说，患者吞咽稀液体及固体食物要比布丁状半固体食物的难度大。容易误吸的食物是稀液体状的，如白开水、清汤类等。而容易吞咽的食物是密度均一、有适当黏性、不易松散、通过咽及食管时易变形、不会残留在黏膜上，如泥状食物（稠芝麻糊、烂米糊、面糊、布丁等）。

泥状食物可使吞咽延迟的患者更好地控制咀嚼、转运食物，减少对滞留食物误吸的风险。由于这类食物流动慢，不易在吞咽启动之前沿着舌根快速流下去而进入气道，因而患者有充分的时间控制会厌软骨闭合，作出正确的吞咽反应。

值得一提的是，食物改进方法需要在充分评估患者吞咽功能后进行及时调整。例如，对于口腔准备阶段存在困难、颊部食物残留、食物在咽部滞留的患者，建议食用泥状食物，可减少误吸。当患者的吞咽功能有所改善时，饮食也随之变化，可以换成软食或半固体的黏度均匀的食物。

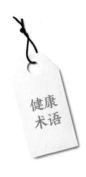

健康
术语

### 食品增稠剂

食品增稠剂是一类能提高食物黏稠度或形成凝胶的食品添加剂。它可与各种冷热食物或饮料快速充分混合，帮助液体形成适合吞咽障碍患者的食物性状。

### 食物黏度

吞咽障碍患者所吃食物的黏度常以非客观方式进行描述，如花蜜样、糖浆样、蜂蜜样、布丁样稠度的液体，布丁状半固体食物，碎食，软食等。

### 液体食物黏度

液体食物的黏度可分为 4 种类型，即稀薄、糖浆样、蜂蜜样和布丁样。

（陈松美）

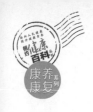

# 49. 为什么脑卒中后的
# 间歇性管饲
## 可以改善吞咽困难

由于食物从口摄入输送至胃的过程中受阻，导致患者无法安全有效地进食，难以获取足够的营养，严重者需要长期管饲维持营养。以往常采用持续经鼻胃管饲（nasogastric tube，NGT）方法，但长时间留置胃管的并发症多，且会阻碍治疗师对于吞咽功能的康复训练。因此，间歇性管饲（intermittent oral to esophageal feeding，IOE）是一种值得推广的方法。

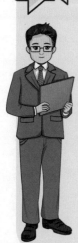

**专家说**　什么是间歇性管饲

间歇性管饲又称"间歇性经口至食管管饲法"，是指在需要进食时，经口将营养管插入食管，进行注食，注食结束后拔出导管的一种营养支持方式。它允许患者通过自身胃肠消化吸收营养，更符合正常的食物摄入，安全可行且无严重并发症。此外，在插管过程中能刺激咽后壁诱发吞咽反射，可达到吞咽功能训练的效果。它既是一种进食代偿手段，也是一种治疗吞咽障碍的技术。

### 间歇性管饲有哪些好处

1. 间歇性管饲在操作过程中加强了患者的触觉刺激，增加了喉舌活动度训练，通过反复的插管刺激口腔和咽部肌肉，使吞咽肌肉进行被动运动，从而改善吞咽功能。

2. 间歇性管饲不会将导管长期留置于胃内，为患者提供了更好的吞咽训练环境，使吞咽肌群得到了充分训练，有利于吞咽功能训练的顺利进行。

3. 避免了因留置胃管导致的咽反射迟钝、吞咽肌肉发生失用性减退、食管胃黏膜损伤、胃食管反流、误吸等并发症。

4. 间歇性管饲仅在需要补充营养时操作，遵循了经口进食的生理规律，避免了因长期佩戴鼻胃管带来的异物感，在提高舒适度的同时，也最大程度地保护了患者的自尊心，使其更易接受自己的外观。

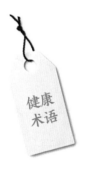
健康术语

**管饲**

管饲是一种为无法经口进食的患者提供食物和营养补充剂的方法。

**鼻胃管喂养**

鼻胃管喂养是指将导管经鼻腔插入胃内，从管内灌注流质食物、水分和药物的方法。

**鼻肠管喂养**

鼻肠管喂养是指将导管经鼻腔插入，放置于十二指肠或空肠内，施行管饲营养的方法。

（陈松美）

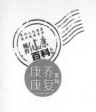

# 50. 为什么吞咽障碍患者需要进行**呼吸训练**

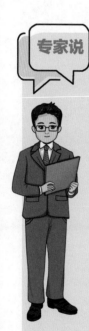

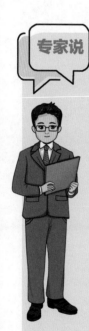

关键词

呼吸训练 吞咽困难

呼吸训练是指增强呼吸肌功能、促进排痰、改善肺功能的训练方法。脑卒中后吞咽障碍患者在做吞咽功能训练时，常常需要结合呼吸训练，这是因为呼吸功能和吞咽功能之间关系密切。

**专家说**

呼吸和吞咽有着共同的通道，两者相互依存、协调有序，但又不能同时进行。吞咽过程中，食物从喉通过，进入食管时，会自动关闭气管的入口，以防食物误入气管。待吞咽动作完成后，气管入口又打开，呼吸恢复。因此，在患者吞咽功能康复的过程中，如能配合呼吸训练，则可以在很大程度上避免发生呛咳、误吸。

正确的呼吸训练可以增强口唇、咽喉部的肌肉力量，提高呼吸控制能力，从而改善呼吸与吞咽活动的协调性。有效的呼吸模式有利于患者调整呼吸节奏和力度，降低误咽风险。此外，呼吸训练能增强气道廓清能力，改善支气管壁的弹性，保护气道，预防吸入性肺炎的发生。

吞咽障碍的患者在进行呼吸训练时，需要根据自身状况和舒适度调整训练强度和频率，并且配合吞咽功能训练，以提高疗效。

**1. 深呼吸训练**　患者取坐位或半卧位，先缓慢经口、鼻用力深吸气，使腹部隆起，达到最大吸气程度后，逐渐收缩腹部，经口缓慢均匀地深呼气，如此循环反复。

**2. 腹式呼吸训练**　患者平卧，双膝屈曲，上腹部放置 1~2 千克的沙袋加压。吸气时腹部膨起，呼气时腹部凹陷。卧位腹式呼吸训练熟练后可转为坐位练习。

**3. 缩唇呼吸训练**　患者取坐位或半卧位，用鼻子吸气，然后缩拢口唇缓慢呼气，训练过程中尽量延长呼气时间，吸气和呼气交替进行。

**4. 咳嗽呼吸训练**　患者取坐位，缓慢深吸气，声门闭合，屏气 4 秒，身体微微前屈，两臂前屈置于身体两侧，肘部轻轻向肋部加压，连续咳嗽 3 声，咳嗽结束后，进行缩唇呼吸将余气尽量吐尽。

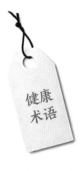

健康
术语

**腹式呼吸**

腹式呼吸是指吸气时患者感觉气充满整个腹腔，在身体表面能看到腹部起伏，胸部几乎不动。

**胸式呼吸**

胸式呼吸是指吸气时患者感觉气体充盈整个胸腔，在身体表面能看到胸部起伏。

（陈松美）

五

认知功能的
康复

# 51. 为什么脑卒中后
# 难以集中精力

大脑在人体中扮演着指挥官的角色，负责掌控我们的认知。一旦某些功能区域由于缺血或出血而遭受损伤，大脑就像被一团迷雾笼罩似的，导致我们难以集中精力，出现注意力障碍。

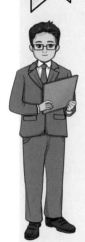

**专家说**

### 什么是注意力障碍

注意力是指对周围环境的关注，以及对特定事物集中注意的能力。注意力障碍患者表现为容易分心、注意力不持久、难以集中思考等。严重者可能伴有其他认知障碍，如记忆力障碍。由于患者不能保持专注，导致其无法完成任务，容易产生急躁、焦虑等不良情绪，从而影响患者日常情绪和活动。

### 如何改善注意力障碍

1. **字母划消作业**　在一张纸上排列着多行字母或数字，让患者用笔划去指定的字母（如"a"）或数字（如"8"）。

2. **色词训练**　以最快的速度说出卡片上字词的颜色，并记录每次所用的时间和错误率。

注意力障碍　神经调控技术

**3. 运动训练** 适当的运动训练可以增加大脑的血液循环，帮助大脑更好地恢复功能，如抛接球运动。制订目标，循序渐进，不断延长注意力保持时间（如先连续抛接球 5 分钟，再慢慢增加到 10 分钟）。也可以结合患者自身的兴趣爱好，选择适合的活动。

**4. 非侵入性神经调控技术（noninvasive brain stimulation，NIBS）** 将刺激设备（刺激线圈或电极片）置于患者头部，从设备发出的物理因子（电、磁等）可以透过颅骨直接作用于中枢神经系统，通过调节大脑皮质前额叶区域神经元的兴奋性，从而诱发神经可塑性及增强神经自我修复能力，进而改善认知功能。常用的 NIBS 有经颅磁刺激（transcranial magnetic stimulation，TMS）和经颅直流电刺激（transcranial direct current stimulation，tDCS）。

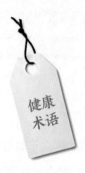

**经颅磁刺激**

经颅磁刺激是指利用时变磁场，无创伤、无疼痛地穿过皮肤和颅骨，作用于大脑皮质，通过调整磁场的不同频率对大脑局部神经元进行干预（兴奋或抑制），通过影响脑内代谢和神经电活动，引起一系列生理生化反应的一种神经调控技术。

**经颅直流电刺激**

经颅直流电刺激是指利用恒定、低强度（通常 1~2 毫安）直流电调节大脑皮质神经元活动的一种神经调控技术。

（陈松美）

# 52. 为什么脑卒中后**不认识自己的手指**

脑卒中后，有些患者会不认识自己的手指，或者认为自己的一只手比另一只手大，甚至感觉自己失去了身体的某个部位。这是体象障碍，是脑损伤后出现的一种失认症。

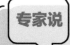

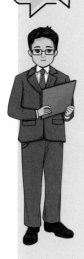

### 什么是失认症和体象障碍

失认症是一种认知功能障碍，通常在大脑的顶叶、颞叶或枕叶受损后出现，患者常常难以正确地辨认自己和他人，以及环境中的人和事物。这类认知障碍可能包括失去记忆、迷失在时间和空间中、难以理解和处理信息等。根据不同的功能部位受损，失认症又可以分为视觉失认、听觉失认、触觉失认和体象障碍。体象障碍较为常见，表现为患者对自己身体部位的存在、空间位置以及身体各部位之间的关系感到疑惑，这是一种综合的、复杂的失认症状。

### 哪些方法可以改善脑卒中后体象障碍

**1. 运动治疗** 可以鼓励患者适当增加运动活动，改善全身功能状态，特别是在日常生活中鼓励患者运用双侧肢体或患侧肢体进行活动，强化正常的运动模式。

**2. 言语和作业治疗** 治疗师通过指导患者保持定向力、保持注意力、识别物体、计划执行任务的步骤、解决日常问题以及更有效地与他人互动的方式，帮助失认症患者提高日常生活技能。

**3. 心理治疗** 通过寻求专业心理医生或心理治疗师的帮助，舒缓患者的不良情绪，树立正确、积极、乐观的心态，并改善其认知功能障碍情况。认知行为疗法作为一种心理疗法，强调具体的、可观察的行为，注重引导患者对自身的观察和思考，鼓励患者积极面对并解决问题，而不是逃避问题。

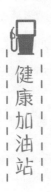

健康加油站

## 训练过程中需要注意什么

1. 训练中，无论是患者还是家属，都应该保持积极、乐观、放松的心态，在生活中多询问、多倾听患者的感受，多交流沟通。

2. 训练时，注意循序渐进，保证患者的安全。

3. 认知训练贵在坚持，需要有足够的时间和耐心。

（陈松美）

# 53. 为什么脑卒中后
# 记忆力变差了

关键词

有些脑卒中患者发病后记忆力明显变差了，刚刚发生的事情，一转身可能就想不起来了，这就是脑损伤后常见的记忆障碍。

**专家说**

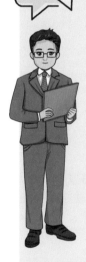

**什么是记忆障碍**

记忆障碍指个体在记忆能力方面出现异常或受损的情况，是脑卒中后最常见的一种认知功能障碍。记忆障碍可能会影响人的短时记忆或长时记忆。短时记忆障碍通常表现为难以记住新的信息或事件，而长时记忆障碍则可能涉及较早期的经历，表现为无法回忆起以往的经历或学习过的事物。无论短时记忆还是长时记忆的障碍，都可能会严重影响个体的日常生活，因此需要及时进行诊治。

**有哪些方法可以改善脑卒中后记忆障碍**

1. **记忆训练法** 通过背诵数字串、单词表、故事书等方式，来提高短时记忆能力。

2. **回顾性训练** 可以和患者多谈论一些以前发生的事情，引导患者多回忆以往的经历，也可以经常回顾和复习已学的内容，这些都有助于巩固长时记忆能

记忆障碍 长时记忆 短时记忆

力。也可以让患者养成每日写日记的习惯，让患者有意识地去回忆每天发生的事情，并记录下来。

**3. 记忆技巧的练习**　可以引导患者学习使用联想、串联、分组记忆、图像记忆等记忆技巧，来帮助他们提高记忆功能。

**4. 外部记忆工具辅助**　可以使用一些小工具来辅助记忆，如随身携带备忘录，将需要做的事情记录下来，也可以运用闹钟或时间表，来提醒自己重要的事件等。

**5. 药物治疗**　神经营养剂、抗氧化剂和一些调节体内乙酰胆碱浓度或谷氨酸活性的药物可以改善记忆功能。

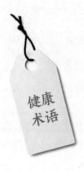

**长时记忆**

长时记忆是指存储时间在一分钟以上的记忆，是大脑中存储和保留信息的能力和过程，这些信息在很长时间后能够回忆和使用，一般能保持多年甚至终身。

**短时记忆**

短时记忆是指存储时间在一分钟以内的记忆，大脑在短暂时间内存储和保持信息的能力，这些信息会在短时间内被保持，但容易被逐渐遗忘。

（陈松美）

# 54. 为什么脑卒中后会出现
# 强哭强笑

关键词

有些脑卒中患者会出现强哭强笑现象，这是由于大脑损伤导致与情绪控制相关的脑区受损，破坏了大脑皮质对情绪的调节。患者因此无法随意掌控自己的情绪，容易出现强烈且不适当的哭笑行为。强哭强笑是假性延髓麻痹的一种特征性表现。

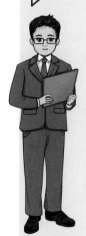

**专家说**

### 什么是假性延髓麻痹

假性延髓麻痹是由脑桥及脑桥以上的病损使延髓的神经核失去了对上运动神经元的支配而发生中枢性瘫痪所致。其特征性临床表现为情绪障碍，即患者表情淡漠，伴无原因的、难以控制的强哭强笑。假性延髓麻痹患者，除了情绪控制障碍外，往往还伴随吞咽障碍。

### 哪些方法可以改善假性延髓麻痹症状

**1. 药物治疗**　右美沙芬与奎尼丁组成的复合胶囊经美国食品药品监督管理局批准用于治疗假性延髓麻痹情绪障碍。另外，也有临床报道表明抗抑郁药物和多巴胺类药物可以改善强哭强笑症状。

**2. 口腔训练**　强哭强笑本质也是呼吸肌、面肌痉

假性延髓麻痹　真性延髓麻痹

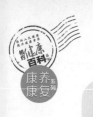

挛所造成的一种状态，这种状态哭或笑的样子相似。加强口腔训练也可以起到辅助治疗作用。如使用振动棒在口腔舌部来回振动、按摩，提高口腔运动协调性；徒手或借助小工具做唇、舌的练习，以加强唇、舌、上下颌的运动控制力、稳定性、协调性及力量。

**3. 心理治疗** 良好的情绪是保证其病情控制的关键，因此，需要及时提供合适的心理支持，以帮助患者应对情绪困扰，减少不必要的心理压力。

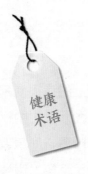

### 真性延髓麻痹

真性延髓麻痹是指脑干的延髓麻痹，主要是延髓的疑核、舌下神经核或其下运动神经元神经损害所致，与假性延髓麻痹相比，两者都可能引起吞咽障碍，但是真性延髓麻痹患者不会出现强哭强笑现象。

### 中枢性瘫痪

中枢性瘫痪又称"上运动神经元性瘫痪"或"痉挛性瘫痪"。由于上运动神经元受损，失去了对下运动神经元的抑制调控作用，使脊髓的反射功能"释放"，表现为随意运动减弱或消失。临床上主要表现为肌张力增高、腱反射亢进，出现病理反射。但一般没有肌肉萎缩，呈现痉挛性瘫痪。

（陈松美）

# 55. 为什么脑卒中后**饭菜只吃一半，胡子只刮半边**

一些患者在发生脑卒中后，会表现为吃饭时饭菜只吃一边，洗漱只洗半边脸，阅读也只读半边字，甚至与人交谈时，无视站在其患侧肢体的人，对他们"不理不睬"。这些异常表现并不是他们故意为之，而是脑卒中后偏侧空间忽略惹的祸。

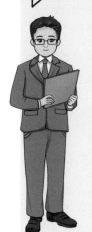

**专家说**

### 什么是脑卒中后偏侧空间忽略

脑卒中后偏侧空间忽略又称"单侧忽略"，是脑卒中后一种常见的认知功能障碍，以右侧脑半球损伤后多见，常常忽视或遗忘左侧肢体空间的物体，仿佛左侧的世界消失了一样。

### 哪些方法可以改善偏侧空间忽略

纠正姿势、提示法、视扫描训练、运动训练可以在一定程度上改善脑卒中后偏侧空间忽略的症状，具体的训练方法如下。

1. **纠正姿势**　偏侧空间忽略的患者由于常常忽视患侧肢体，身体更容易不自觉地向健侧肢体倾斜，存在异常的姿势，因此需要纠正，让头颈部和躯干保持中立或稍微向忽略侧倾斜，以增加对忽略侧的感知。

**2. 提示法**　除了最常见的口头语言提示之外，也可在患者忽略侧手腕处系铃铛等可以发出响声的物品，以时刻提示患者多关注忽略侧。

**3. 视扫描训练**　可以让患者双眼注视着治疗师或家属手中的笔，视线跟随着笔尖在书本上滑动，特别让患者更多地关注左边，增强对左边的注意力。

**4. 运动训练**　适当的运动训练可以促进大脑的血液循环，帮助大脑更好地接收忽略侧的信息，特别是头颈部和躯干向忽略侧的旋转活动，可以站在患者忽略侧与其进行交谈，或用一些患者感兴趣的物品在忽略侧进行引导，使患者主动转向忽略侧，增加对该侧的注意，让患者在脑中产生"这一侧很重要"的印象。

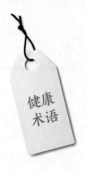

**患侧肢体**

患侧肢体是指脑卒中发生后，功能受损害的一侧肢体。

**健侧肢体**

健侧肢体是指脑卒中发生后，功能未受损害的一侧肢体，与患侧肢体相对的一侧。

（陈松美）

# 56. 为什么脑卒中后
# 不认识颜色

关键词

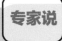

色彩失认 视觉失认

为什么有些脑卒中患者发病后变得不认识颜色了，之前认识的颜色也叫不出名称来？这可能是发生了色彩失认。

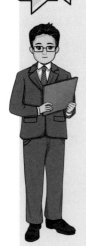

**专家说**

**什么是色彩失认**

色彩失认是指无法将色彩与其对应的名称相互关联的状态。与先天色盲不同，色彩失认是后天脑皮质病变引起的色彩认知障碍，属于视觉失认。脑卒中后失认症的患者，可能会出现色彩失认的情况。

色彩失认的患者，色盲检查表测试结果是正常的，但患者很难给色彩命名，无法指出某种颜色的色卡或物品，无法描述物品的颜色（如西红柿是什么颜色、天空是什么颜色等）。

**有哪些方法可以改善脑卒中后色彩失认**

**1. 色彩再学习** 准备各种颜色的色卡，先让患者进行辨认和学习，经过学习后，按指令让患者指出相应颜色，进行反复训练。例如，让患者指出红色的色卡，或者问患者色卡是什么颜色的。当患者可以准确辨认不同颜色的色卡后，可以逐步增加难度，换成

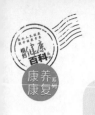

各种颜色的物体，让患者进行识别，以进一步提升其色彩辨识能力。

**2. 填色训练** 准备各种可填充的轮廓图案和各种颜色的彩笔，指导患者填上正确的颜色，填色后将图案和色板配对，不正确时给予指示或提醒，反复训练。

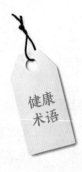

**视觉失认**

视觉失认是指患者可以看到眼前的客观物体，却不知道其是什么，以及其特质内容（如形状、性质、功能、用途等）的一种失认症，主要包括视觉物体失认、面孔失认、色彩失认等。

（陈松美）

六

# 心理精神状态的
# 康复

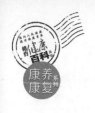

# 57. 为什么**脑卒中后**会出现**心理问题**

　　"心理"这个词我们并不陌生，心理的功能不在于"心"，而在于"大脑"。大脑是心理的器官，心理是大脑的功能。简单来说，大脑是处理我们情感和思想的地方，心理活动则是大脑运作的具体表现形式。因此，当患者经历脑卒中之后，他们可能会面临心理危机或严重的情感障碍。

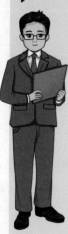

　　脑卒中后心理障碍的发生机制可归纳为以下三个方面。

　　**1. 脑部病灶直接作用**　大脑就像一个控制中心，认知、情绪、意志等都由它管理。当脑卒中的病灶影响了与心理功能有关的部分（如处理情绪的部位），就可以看作损坏了这个控制中心的一部分，情绪处理的相关"任务"就无法正常完成，由此令患者感受到异常的情绪状态。

　　**2. 社会心理因素**　脑卒中不仅是一个生物学事项，也与社会、文化密切相关，会导致一连串的连锁反应。一个人因为脑卒中而突然不能像以前那样行动自如，或者说话变得困难。这些改变不仅影响他们的身体，还会影响社交生活。不能像以前那样工作、交朋友或参与家庭活动，这些问题可能导致患者的"身份迷失"，由此导致沮丧和焦虑的情绪。

**3. 个人内因**　异常心理状态可能并不完全是因为脑卒中本身造成的。譬如有些患者在发病前已经有了抑郁倾向，而脑卒中只是加重了这种情况。就像一个容易生气的人，遇到小麻烦就变得更加容易生气一样。脑卒中在这里就像是一个"催化剂"，激发了原本就可能存在的抑郁情绪。

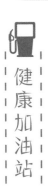

健康加油站

## 哪些脑卒中患者可能会出现心理障碍

1. 大脑左半球卒中比右半球卒中更易出现心理障碍。

2. 患病 3 个月后日常生活能力仍然处于依赖、需要帮助的水平。

3. 患病 1 年后仍与社会隔离。

4. 患病 3 年后出现脑萎缩。

5. 既往有严重抑郁症病史。

6. 家族中有情绪障碍类疾病者。

（段周瑛）

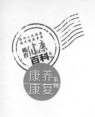

# 58. 脑卒中后**心理状态**会有哪些改变

脑卒中后抑郁 心境障碍

脑卒中后心理功能障碍多为心境障碍，其中抑郁和焦虑最为常见。

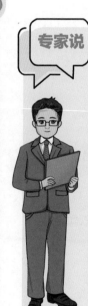

**专家说**

脑卒中后抑郁（post-stroke depression，PSD）是脑卒中后常出现、对患者影响较大的情绪障碍，以"三低症状"——心情低落、思维迟缓、兴趣减退为主要特征。每 10 名脑卒中患者中可能就有 3 人出现脑卒中后抑郁，但在实际中易被忽视，从而影响诊断和治疗。它可能在卒中后很快出现，也可能在发病后数月、数年发生，严重影响了患者回归家庭与社会的进程，并可能增加死亡率。抑郁人群的自杀率是普通人群的 2 倍，因此需要早识别、早干预。

焦虑是另一种心境障碍，焦虑的人往往表现出对潜在威胁的过度关注或担忧，他们可能持续地考虑或预测负面结果，同时感觉紧张、不安或担心。焦虑可能引发多种生理反应，如心跳加速、出汗、颤抖或胃部不适。这些生理表现是身体对压力反应的一部分。24% 的急性脑卒中患者存在焦虑，多数伴有抑郁。

抑郁通常是由于身体功能的丧失，而焦虑则多由于某种威胁，如害怕脑卒中复发、经济问题、出院后将要面临的问题等。

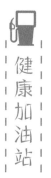

健康加油站

## 卒中后抑郁怎么识别

至少出现 1 项症状：①情绪低落；②淡漠 / 兴趣缺失。

同时，至少出现 1 或 2 项症状：①无原因的疲乏；②自我评价过低；③思考能力下降；④精神运动性迟滞；⑤自杀 / 自伤企图或行为；⑥失眠和 / 或早醒；⑦体重和食欲改变。

上述症状总数累计达到 3 项并排除其他类型的抑郁，则可初步识别为卒中后抑郁。若症状超过 5 项，且持续超过 2 周，则考虑为重度。

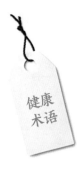

健康术语

**心境障碍**

心境障碍是指由各种原因引起的以显著而持久的情感或心境改变为主要特征的一组疾病。

（段周瑛）

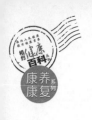

# 59. 脑卒中后抑郁患者
## 如何进行自我评测

情绪障碍相关量表是脑卒中患者进行自我评测的可靠方法。抑郁自评量表（center for epidemiologic al studies depression scale, CES-D），Hamilton 抑郁量表（Hamilton depression scale，HAMD），患者健康问卷 -9（patient health questionnaire，PHQ-9）都是常用的量表工具。

 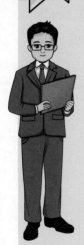

推荐采用 PHQ-9 量表，该量表对卒中后抑郁的筛查较为实用，简单易行且可以用于评估患者在治疗中的反应。

### PHQ-9 抑郁筛查量表

根据过去两周的情况,请您回答是否存在下列描述的状况及频率,请看清楚问题后在符合您的选项前的数字上画"√"

| 问题 | 完全不会 | 有几天 | 超过一周 | 几乎每天 |
|---|---|---|---|---|
| 1. 做事时提不起精神或没有兴趣 | 0 | 1 | 2 | 3 |
| 2. 感到心情低落、沮丧或绝望 | 0 | 1 | 2 | 3 |
| 3. 入睡困难、睡不安稳或嗜睡 | 0 | 1 | 2 | 3 |
| 4. 感觉疲惫或没有动力 | 0 | 1 | 2 | 3 |
| 5. 食欲减退或吃太多 | 0 | 1 | 2 | 3 |

| 问题 | 完全不会 | 有几天 | 超过一周 | 几乎每天 |
|---|:---:|:---:|:---:|:---:|
| 6. 觉得自己很糟，或觉得自己很失败，或让自己和家人失望 | 0 | 1 | 2 | 3 |
| 7. 难以专注，例如阅读报纸或看电视时 | 0 | 1 | 2 | 3 |
| 8. 行动或说话速度缓慢到别人已经察觉，或正好相反——比平日更加烦躁或坐立不安、动来动去 | 0 | 1 | 2 | 3 |
| 9. 有轻生、自杀或某种方式自残的想法 | 0 | 1 | 2 | 3 |

注：每个条目 0~3 分，总分就是将 9 个条目的分值相加，总分值范围 0~27 分。

## PHQ-9 量表评分规则及干预建议

| 分值 | 结果分析 | 干预建议 |
|---|---|---|
| 0~4 分 | 没有抑郁 | 注意自我照护 |
| 5~9 分 | 可能有轻微抑郁 | 观察等待，复评 |
| 10~14 分 | 可能有中度抑郁 | 制订治疗计划，考虑咨询、随访或药物治疗 |
| 15~19 分 | 可能有中重度抑郁 | 积极药物治疗和 / 或心理治疗 |
| 20~27 分 | 可能有重度抑郁 | 立即首选药物治疗，若治疗无效，建议转移至精神疾病专家进行心理治疗和 / 或综合治疗 |

（段周瑛）

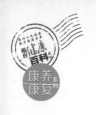

# 60. 脑卒中后抑郁
## 应该如何治疗

脑卒中后抑郁既与脑卒中导致的大脑结构损害有关，也与既往情感障碍病史、人格特征、应对（事情的）方式、社会支持等社会心理因素有关。因此，应综合运用心理治疗、药物治疗等多种治疗手段，以期达到最佳的治疗效果。

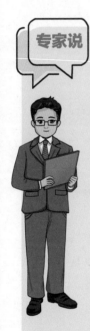

**专家说**

每个患者的情况都是独特的，因此治疗方法应根据患者的具体情况，包括患者健康状况、风险因素以及患者个人诉求、家庭意愿综合选择。

1. **心理支持和健康教育** 所有脑卒中患者都应获得个性化的心理支持和健康教育。缺乏社会支持可能会导致抑郁症状持续时间延长。

2. **心理治疗** 对于症状较轻的患者，可以考虑单独进行心理治疗。如认知行为疗法（cognitive-behavioral therapy，CBT）就是有效的心理治疗方法。

3. **药物治疗** 对于症状较重或心理治疗效果不佳的患者，可以考虑药物治疗或药物治疗结合心理治疗。在选择抗抑郁药物时，需要考虑个体的风险因素和药物的副作用。具体的用药方案请咨询专业医生。

**4. 其他治疗方法**　音乐治疗、放松训练、冥想和锻炼也可有效对抗脑卒中后抑郁。经颅磁刺激治疗也证实对于脑卒中后抑郁有良好效果。

治疗期间需要密切监测患者对治疗的反应、药物的副作用以及症状是否有复发的迹象。如果患者为重度脑卒中后抑郁、伴有自杀风险、治疗效果不明显或有其他精神病性症状，建议寻求精神科医生帮助。

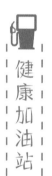

健康加油站

## 认知行为疗法是什么

认知行为疗法（cognitive-behavioral therapy，CBT）是一种常用的心理治疗方法，对于抑郁、焦虑、恐慌等都有良好效果。其核心理念是"干扰我们的，不是事物本身，而是我们对事物的看法"。所以，认知行为疗法要治疗的不是事情本身，而是对于事情夸大、悲观、武断、严重的诠释方式。

在 CBT 治疗中，专业人员会帮助来访者识别不合理或消极的思维，并教会来访者如何用更积极、现实的方式来思考，从而产生更合理的行动，获得更好的社会参与能力与生活质量。

（段周瑛）

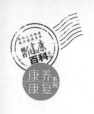

# 61. 为什么对于脑卒中患者 "好好睡一觉" 如此重要

关键词

失眠　睡眠干预

在脑卒中后的第 1 个月内，约有 37.7% 的患者会经历失眠，而在 6 个月后，这个比例略微降到 29.9%。研究表明，失眠的严重程度越高，未来几年内再次发生脑卒中的风险越大。如果被忽视或干预不当，脑卒中后的急性失眠会转变为长期的慢性失眠，这可能与脑卒中后抑郁有关。

**专家说**

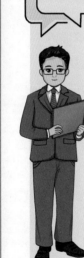

如果脑卒中患者出现了失眠，首先要进行生活方式的调整，一些可参考的小贴士如下。

1. 改变患者对睡眠的高估和不切实际的期望。

2. 每天锻炼（如伸展运动、耐力训练等），但睡前 2 小时内不做剧烈运动。

3. 建立个性化的睡眠卫生习惯。建立规律的入睡和起床时间。

4. 戒烟，减少咖啡因摄入，避免服用影响睡眠的药物。

5. 改善环境，控制噪声和光线，使用合适的床上用品，睡前 1 小时关闭电子设备。

6. 指导患者在床上找到舒适且适宜的睡姿。

7. 合理安排洗澡时间，以确保晚上能睡好觉，或者在白天能清醒地参加治疗或活动。

8. 试着在户外安排治疗，阳光有助于重置生物钟。

9. 如果躺在床上 15 分钟内仍无法入睡，建议离开床去另一个房间或者从事另一种活动，直到感到困倦再返回床上。

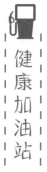

健康加油站

脑卒中后出现急性失眠，应尽早进行相应治疗，避免由急性失眠转变为慢性失眠障碍。在改善睡眠卫生习惯的基础上，也可结合音乐、正念及虚拟现实等技术改善脑卒中相关失眠障碍，必要时可在医生指导下应用药物。

（段周瑛）

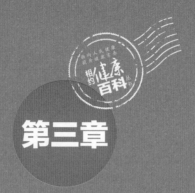

第三章

# 并发症的康复

# 一

# 肩 - 手综合征的
# 康复

# 1. 为什么脑卒中后会出现
# 肩 - 手综合征

肩 - 手综合征（shoulder-hand syndrome，SHS）常常困扰脑卒中患者，其以肩痛为主要表现，也会出现肩手肿胀、活动不灵以及萎缩变形。部分患者因为疼痛难忍甚至吃不好、睡不着，严重影响正常生活和长期恢复。肩 - 手综合征的发病率很高，通常发生在脑卒中后 1~3 个月，有 70% 左右的脑卒中患者会发生肩 - 手综合征，但只有 20% 能恢复到之前的水平。那么，导致肩 - 手综合征的原因有哪些？正常肩手和异常肩手的表现又是什么呢？

**导致肩 - 手综合征的原因**

1. 患者长期卧床，患侧肢体摆放不当。

2. 长期输液，液体渗透到手背皮下组织，会引发患者手部水肿。

3. 家属、护工或医务人员不当牵拉患者的患侧肢体。

4. 患者跌倒或误触锐器。

5. 肩关节其他病变及心理因素等。

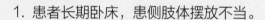
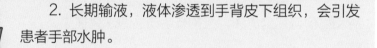

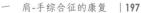

**什么是正常的肩手**

1. 关节活动度正常　正常的肩部能进行前屈、外展、内收、后伸等多个方向的活动，十分灵活；腕可进行背伸、掌屈、尺偏、桡偏等活动，手指可轻易屈曲、伸展。

2. 肌力、肌张力正常　正常的肩手活动能抗重力，同时能抵抗一定的阻力，也能维持一定的姿势而不会出现肌肉僵硬和痉挛。

3. 感觉正常　皮肤光泽，有弹性，触摸、活动时均没有疼痛。

**异常的肩手分期**

1. 早期　又称"急性期"，表现为红、肿、热、痛。患手突然出现肿胀、颜色变化，很快出现关节活动度受限，包括腕手关节受限；关节肿大，被动活动困难，强行活动会有明显疼痛。

2. 后期　又称"亚急性期"，疼痛加重，直至手和手指不能承受任何压力。

3. 末期或后遗症期　未治疗的手变成固定的典型畸形，水肿和疼痛可完全消失，但关节活动性则永久丧失。

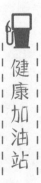

健康加油站

## 如何改善肩 - 手综合征

总体康复治疗可概括为"MICE"方法。

1. M（muscular movement）　主要包括运动治疗、作业治疗等。

**2. I（ice）** 即降温，临床上包括冰疗、热冷水交替浸浴治疗等。

**3. C（compression）** 压力疗法，指外用加压装置来减轻肢体末端肿胀。

**4. E（elevation）** 即抬高患肢，体现在良肢位摆放和日常的护理中。

（眭明红）

# 2. 为什么脑卒中后会出现**肩痛**

脑卒中后出现的肩痛，也称为"偏瘫肩痛（hemiplegic shoulder pain，HSP）"，该病十分常见，30%~70% 的患者会感到肩部疼痛，此外还可伴有肩关节的肿胀、肌肉萎缩或者活动受限等，这种情况通常发生在脑卒中后 2~3 个月。长期肩痛会影响患者的睡眠、日常生活以及康复信心。

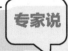

**专家说**

**肩关节的构成**

广义的肩关节由四个独立的关节构成，所有动作都由此完成。构成关节的骨骼包括肩胛骨、锁骨、胸骨和臂骨，构成肌肉包括颈部、胸部以及背部的多块

肌肉。骨骼、肌肉以及韧带相互协助构成肩关节多个方向的活动。

**为什么脑卒中后会出现肩痛的症状**

1. **肩关节半脱位**　在脑卒中恢复的早期，患者因偏瘫导致患侧肩部力量不足，手臂因重力长时间下垂，易形成肩部关节的半脱位，从而导致肩部疼痛。

2. **不适当的运动以及患肢摆放不当**　进行康复训练时，如果用力过大、活动范围没有控制好，或者长时间的受压、姿势异常会造成损伤及慢性疼痛。

3. **力学原因**　脑卒中患者会出现上肢痉挛，手臂向内旋转并紧收，此时患者手臂与肩膀的位置关系异常，所以在活动肩关节时容易摩擦或挤压到肩部周围的软组织，引起肩部疼痛。

4. **神经原因**　肩关节病变导致周围神经被卡压从而引起疼痛，或者患者大脑对痛觉出现异常的感知，造成患者对痛觉感知更加敏感，所以更容易感知到肩部疼痛。

5. **心理因素**　患者在漫长的康复过程中很容易出现心理问题。焦虑、抑郁、烦躁等情绪会加重患者自身的疼痛感受，加剧患者痛苦，打击患者康复信心，如此反复，形成恶性循环。

### 如何预防脑卒中后肩痛

**1. 良肢位的摆放** 良肢位可分为仰卧位、健侧卧位、患侧卧位、坐位。

**2. 佩戴肩托** 可以防止上肢长时间的悬垂，减轻神经血管束的压迫，同时支持上肢的重量，减轻肩关节半脱位。

（眭明红）

# 3. 为什么脑卒中后会出现**手腕部肿胀、疼痛**

脑卒中患者患病后 1~3 个月，约有 70% 的患者出现不同程度的手腕部肿胀、疼痛，这会使患者的手功能明显降低，将严重影响日常生活甚至工作。

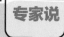 **如何判断手腕部出现肿胀**

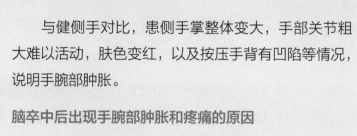

与健侧手对比,患侧手掌整体变大,手部关节粗大难以活动,肤色变红,以及按压手背有凹陷等情况,说明手腕部肿胀。

**脑卒中后出现手腕部肿胀和疼痛的原因**

**1. 神经系统损伤** 是其主要原因,患者体内神经的兴奋性增高,或者出现血管异常反应,会导致营养代谢异常,进而出现手腕部水肿、疼痛。

**2. 体位摆放不正确** 长期保持不正确的姿势对腕关节造成一定的压迫,影响手部静脉及淋巴回流,从而造成或加重患者手腕部(多在手背部)的肿胀、疼痛。

**3. 过度牵拉或活动手部** 造成手、腕部关节及其周围的血管、肌肉等组织出现损伤,引起相应的炎症反应,出现不同程度的水肿和疼痛。

**4. 输液时液体出现渗漏** 渗出的药物会刺激血管,诱发手部肿胀。

**5. 手部意外损伤** 脑卒中患者对患侧肢体感觉不敏感,容易损伤手部,如转移时磕碰到手,被热水烫伤等。

**6. 营养不良** 患者进食不佳,会导致偏瘫肢体营养代谢障碍,血管收缩功能调节障碍,血液流动受阻而渗透到血管外,从而发生肿胀。

 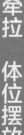

**怎样缓解手腕部肿胀和疼痛**

**1. 设计有利于减轻水肿及改善关节活动范围的主被动活动**　取仰卧位，被动活动关节、双手交叉抬手；取坐位，在床上压手，或抓握、放松体操棒。

**2. 分指板**　24 小时保持腕关节背伸，直到水肿和疼痛消失，肤色恢复正常。同时，应用夹板保持肩关节的活动度，可促进静脉回流，避免腕屈曲。

**3. 向心性加压缠绕**　用直径 1~2 毫米的线绳，从指甲处由远端向近端加压缠扎至指根部，然后迅速释放缠线。先从拇指开始，然后分别对各指进行，直至腕关节，反复进行可减轻水肿。

（眭明红）

# 4. 为什么需要对**肩 - 手综合征**进行**康复治疗**

肩 - 手综合征带来的不良影响主要集中在肩部和手部，这对于患者进行康复训练是一个很大的"路障"，肩手疼痛和活动受限会阻碍偏瘫患者的康复治疗活动。同时，肩 - 手综合征所带来的临床症状也会影响患者的情绪，降低患者进行康复锻炼的意愿以及配合程度。

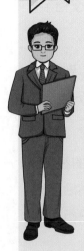

**为什么要及时进行康复治疗**

**1. 预防不可逆转的并发症**　如果不及时治疗，会出现患肢部位的肌肉萎缩、肌腱挛缩或关节畸形等症状，如果患者已经出现患肢挛缩畸形的表现，则治疗好转机会大幅下降。

**2. 长期卧床会延误康复时间**　脑卒中患者在疾病早期无法进行自我康复训练，长期卧床会延误康复时机。

**3. 早期康复能提升四肢活动能力和日常生活能力。**

**4. 能够有效缓解症状**　患者肩、手、腕部的疼痛程度一旦减轻，就可以让患者更加积极主动地进行康复训练，在更大承受范围内配合、完成康复训练，从而逐渐回归正常生活，早日摆脱疾病困扰。

**如何进行康复治疗**

**1. 药物治疗**　非甾体抗炎药、类固醇激素、卡马西平等。

**2. 作业治疗**　包括体位摆放、向心性缠绕、主被动运动、关节松动技术及日常活动能力训练等。

**3. 物理因子治疗**　体外冲击波、药物离子导入、超短波、红外线、干扰电、经皮神经电刺激等。

**4. 中医治疗**　针刺、艾灸、推拿以及中药治疗等。

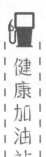

健康加油站

## 常用的治疗肩 - 手综合征的穴位有哪些

肩髃穴、臂臑穴、天宗穴、曲池穴、手三里穴、偏历穴、阳溪穴、合谷穴等，可采用刺络放血、平衡针刺法、电针、火针、巨刺等方法。

## 如何进行肩 - 手综合征患者的肩部推拿

对偏瘫侧上肢，由近端至远端，用推揉、按拿、摩擦、摇动、拍打等手法，平稳、轻柔、缓慢，以不引发肌肉痉挛为宜。

（眭明红）

# 肩关节半脱位的
# 康复

# 5. 为什么脑卒中患者会出现 肩关节半脱位

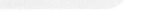
肩关节半脱位，又称"盂肱关节半脱位"，是指肩关节中的肱骨头部分地向下脱离肩胛骨的关节盂，导致在肩峰与肱骨头之间出现明显的凹陷。这是脑卒中患者常见的并发症之一，其脱位程度可影响患者上肢功能恢复，严重时可导致肩痛。

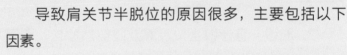

**专家说**

**为什么脑卒中患者容易发生肩关节半脱位**

导致肩关节半脱位的原因很多，主要包括以下因素。

**1. 肩关节静态锁定机制被破坏**　正常情况下肩关节上方的韧带及肩周肌群一起维持肩关节的静态稳定。脑卒中患者肩周肌肉无力，肩胛骨向下旋转，静态锁定机制被破坏，肱骨头无法被"压"在关节窝内，从而向下移位。

**2. 肩周肌肉肌力及肌张力不协调**　脑卒中早期患侧肩周肌群肌张力下降，无法抵抗向下的重力，加上韧带及关节囊松弛，以致肱骨头向下脱位。

**3. 不良姿势**　患者早期进行坐位或站立位活动

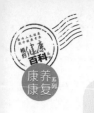

时，若未对患侧上肢进行恰当保护，使患侧上肢长时间处于下垂状态，因自身的重力拉拽肩关节向下移动，肩周肌肉无法抵抗向下的重力从而导致肩关节半脱位。

**4. 护理不当**　由于脑卒中早期患侧上肢肌张力较低，照护者对患者进行转移、翻身等护理时，若对患侧上肢进行拉拽、对肩关节进行大范围的被动活动等均可造成肩关节半脱位。

**如何判断是否发生肩关节半脱位**

主要有以下四种方法。

**1. 视诊**　观察患者是否出现三角肌塌陷、关节囊松弛、肱骨头向前下移位、关节盂处空虚。严重者肩峰与肱骨头之间可见到明显凹陷。

**2. 触诊**　患者取坐位，双上肢自然放松，双手平行置于双腿，检查者站于患者身后，将拇指置于患者肩峰与肱骨头之间，双侧同时进行对比，若患侧间隙比健侧间隙宽，可初步判定患者存在肩关节半脱位。若间隙大于 1/2 横指即可诊断为半脱位。

**3. X 线片诊断**　患侧肩峰与肱骨头之间的间隙 >14 毫米或患侧与健侧的间隙相差 >10 毫米。

**4. 超声诊断**　在超声检查下，测量双侧肩峰外侧缘与肱骨大结节之间的距离，双侧对比相差大于 4 毫米。

（陈汉波）

# 6. 为什么脑卒中后**肩关节半脱位很难康复**

肩关节半脱位是脑卒中后常见的并发症，其发生率高达81%，其中73%发生在急性期，67%的患者病情会随时间推移进一步加重。

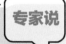
**专家说**

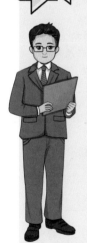

**为什么脑卒中后肩关节半脱位很难康复**

**1. 与肩关节的结构有关**　日常所说的肩关节半脱位主要是指盂肱关节半脱位。盂肱关节是典型的球窝关节，肱骨头三分之二位于关节囊外，关节囊薄而松弛，附着在关节上的韧带少且弱，关节的稳定主要由肌肉维持。脑卒中后，患侧肩周肌群肌张力及协调性均降低，无法维持正常的关节位置。

**2. 与上肢的恢复速度相关**　肩关节半脱位的恢复，主要依赖于上肢肌张力及肩关节主动活动功能的恢复，脑卒中后上肢普遍恢复较慢。

**3. 与不当的护理相关**　肩关节半脱位是一个漫长的康复过程，若照护者在转移、翻身时提拉、拖拽患侧上肢，也会导致患侧肩周肌群及关节囊松弛。

**4. 与没有合适的防治支具或支具使用不当有关**　目前，肩

肩关节半脱位　肩关节脱位

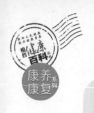

关节半脱位支具（如肩带）都只能短暂维持关节复位，防治效果不佳。如果患者坐、站活动较多但是又没有保护好，在上肢重力的作用下持续牵拉肩周肌群和关节囊，容易导致肌肉和关节囊松弛。

以上因素均会导致肩关节半脱位并难以恢复。

**肩关节半脱位与肩关节脱位的区别**

肩关节半脱位与脱位的区别

| | 肩关节半脱位 | 肩关节脱位 |
| --- | --- | --- |
| 病因 | 好发于脑卒中、脑外伤、脑肿瘤等疾病导致的迟缓性上肢瘫痪及臂丛神经损伤等 | 多因外伤或暴力所致 |
| 表现 | 早期可无任何不适感，多于开始坐、站活动后才发现。可见肩部三角肌塌陷、关节囊松弛、肱骨头向下移位，肩峰与肱骨头之间可触到明显的凹陷 | 肩部疼痛、肿胀和活动受限，患肢呈弹性固定于轻度外展内旋位，肘屈曲，外观呈方肩畸形，肩峰明显突出，肩峰下空虚。在腋下、喙突下或锁骨下可摸到肱骨头 |
| 治疗 | 长期的康复治疗与正确的家庭护理 | 手术治疗或手法复位 |
| 预后 | 恢复较慢，随上肢主动活动的增多而逐渐恢复，部分患者不能完全恢复 | 恢复较快，一般经正规处理后恢复好，无后遗症 |

（陈汉波）

# 7. 为什么脑卒中后仰卧位时
# 偏瘫侧肩关节
## 下要垫个枕头

脑卒中后，为什么康复治疗师、护士总是提醒家属，在患者睡觉时要在偏瘫侧肩膀下垫一个枕头呢？

 专家说

**脑卒中后患者仰卧时为何要在偏瘫侧肩关节下垫枕头**

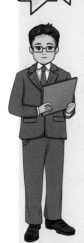

脑卒中后，患侧肢体存在肌张力异常、运动障碍等问题。为预防肩关节半脱位、肌张力增高、关节挛缩等并发症，护理时需要将患侧肢体摆放在正确的位置，也称为"良肢位摆放"。良肢位摆放一般包括仰卧位、患侧卧位、健侧卧位、坐位良肢位。

脑卒中后患侧上肢常见的异常模式是患侧肩胛骨下沉后缩、肩关节内收内旋、肘关节屈曲、前臂旋前、腕关节掌屈尺偏、手指屈曲，为了预防这种模式的形成，在仰卧位良肢位摆放时常常先将患侧肩胛骨向外托出，然后在肩关节下垫 1 个软枕使肩胛骨上旋，肩关节外展 45° 左右，肘关节伸直，掌心朝上放置，以

保持肩关节正常的关节位置及肩周肌群肌肉长度，预防肩关节半脱位、肌张力增高及异常模式形成。

**为防治肩关节半脱位，脑卒中后进行体位摆放时的注意事项**

1. 仰卧位时，应在患侧肩关节下方垫 1 个软枕，抬高肩胛骨，使肩胛骨前突，维持盂肱关节的正确位置。

2. 患侧卧位时，应将患侧肩胛骨向外托出，避免长时间压迫、损伤肩关节。

3. 健侧卧位时，应在胸前垫两个枕头，将患侧上肢前屈 90°，肘关节伸直置于枕头上，避免肩关节内收内旋。

4. 坐位时，应在胸前垫软枕，将患侧上肢置于软枕上，或在轮椅扶手上安装支托上肢的装置，避免患侧上肢长时间下垂。

5. 站立时，患侧上肢应佩戴避免肩关节半脱位的支具，如肩带、肩托等，避免患侧上肢长时间下垂。

（陈汉波）

# 8. 为什么脑卒中后**肩关节半脱位**需要做**康复**

脑卒中后，肩关节半脱位如不早期介入康复或处理不当，会造成一系列的问题。

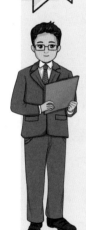

**专家说**

**脑卒中后肩关节半脱位对身体有哪些不利影响**

**1. 影响肩关节半脱位的恢复**　由于其复杂的结构和难以控制的外界因素，导致肩关节半脱位较难恢复。

**2. 影响肩关节的正常功能**　肩关节半脱位发生后，肩胛骨、锁骨、肱骨头的相对位置发生改变，肩周的肌肉和关节囊松弛，降低患肢的本体感觉，限制肩关节的正常运动，影响上肢功能恢复。

**3. 加剧肩痛**　肩关节半脱位本身并不引起肩痛，但长时间的重力对关节囊及韧带等软组织产生过度的牵拉，刺激其中的神经感受器可能会引发疼痛。另外，不良的肩肱节律在患侧肩进行关节活动时可能产生肩峰撞击而导致肩痛。

**在家庭中有哪些康复训练方法**

　　脑卒中后肩关节半脱位的康复，首先是要注意良肢位的摆放，护理时要注意正确的用力方式，避免拉拽患肢。在坐位和站立时，要给患肩正确佩戴肩带或给予有效的支撑。其次，还需要进行适当的康复治疗。在家庭中，可以采用以下方式进行辅助康复。

　　**1. 矫正肩胛骨位置**　通过肩胛骨被动及主动活动使肩胛骨处于正确的上旋姿势。

　　**2. 肩关节活动**　在不损伤肩关节及其周围结构的前提下，保持肩关节无痛性的全范围主动活动或在 0°~120° 范围被动活动。

　　**3. 肩关节挤压**　患者取仰卧位，将患侧肩关节前屈或外展、伸肘、前臂旋后、腕背伸，治疗师一手握患侧手，另一手置肘关节处，沿上肢纵轴向肩关节方向挤压，患者向相反方向用力抵抗（肩关节前屈或外展的角度范围为 0°~90°，在这个范围内，每个方向都应进行挤压）。

　　**4. 刺激肌肉收缩**　由近端到远端，用手快速拍打或摩擦肩关节周围的肌肉，促进肌肉收缩。

　　**5. 其他自主活动**　除了上述被动的活动外，患者自己也可以进行一些主动活动，如耸肩、推墙、推滚筒、推球、推磨砂板、擦桌子等可以诱发肩关节主动活动的动作。

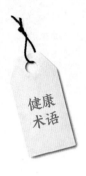

健康
术语

### 肩肱节律

肩肱节律是指手臂外展时伴有肩胛骨旋转的节律性变化。如肩外展时：0°~30° 范围内，肱骨移动，肩胛骨不产生关节活动度；30°~90° 范围内，肱骨和肩胛骨以 1∶1 的比例进行关节活动度的移动；90°~180° 范围内，肱骨和肩胛骨以 2∶1 的比例进行关节活动度的移动。

（陈汉波）

三

# 痉挛与挛缩的
# 康复

# 9. 为什么脑卒中后会出现
# 肢体僵硬

脑卒中早期，偏瘫肢体一般表现为无力、软绵绵的状态，随着病程时间的延长，逐渐会出现肢体僵硬的症状，表现为上肢屈曲不易伸直、下肢伸直不易弯曲。严重时，可引起肌肉疼痛、关节活动不灵活、肢体姿势异常等。这种肢体僵硬，多是由于脑损伤后出现的肌肉痉挛引起的，表现为间歇性或连续性的肌肉不随意收缩，它作为脑损伤后一种常见并发症，发生率很高，且对患者的功能活动影响很大。

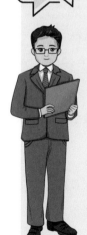

**专家说**

**当肢体出现痉挛时，患者可以通过哪些方法有效缓解**

**1. 被动活动训练**　是治疗痉挛的最基本方法，对患侧肢体各关节进行被动活动和牵伸，同时也要充分活动患侧肩胛骨，预防肩胛骨后移，从远端向近端对肢体进行按摩放松，每天至少 2 次，每次 30~60 分钟。

**2. 保持正确的体位摆放**　可分别对患者在仰卧位、患侧卧位及健侧卧位三种体位下进行正确的体位摆放。每 1~2 小时变换一次体位。

**3. 积极进行主动运动训练**

（1）上肢：采用 Bobath 握手的方式，患侧拇指

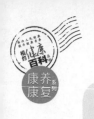

在上，用健侧带动患侧进行肩上抬、伸肘、内外旋转的练习。

（2）下肢：通过主动屈伸髋膝关节、大腿内收、外展等动作进行单个关节的运动。功能较好的患者可以在四点跪位、跪位、单腿跪位、坐位等模式下进行动作训练。

（3）核心肌群的训练：腹式呼吸、卷腹、上下肢互相对抗、双下肢的左右摆动等都是很好的强化核心肌群的训练方式。

**4. 其他治疗方法**　包括药物治疗，如全身用药（如口服巴氯芬），局部用药（注射肉毒毒素），佩戴支具等，均对肢体痉挛有一定的治疗作用。

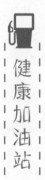
健康加油站

　　任何事物都具有两面性。严重的痉挛可妨碍患者的活动及护理，但痉挛也有有利的一面，如它可以减慢肌肉萎缩速度、防止骨质疏松、使肢体有一定的支撑力，利于患者站立、转移，甚至步行等。因此，患者及家属应对痉挛有充分的认识，可根据患者自身情况采用适合的方法治疗痉挛，做到趋利避害。

（谭志梅）

# 10. 为什么脑卒中后睡醒时
# **肢体僵硬**会加重

关键词  肌张力 牵张反射

脑卒中后，由于上运动神经元受损，可能导致牵张反射亢进，从而引起肌张力增高，这种肌张力增高会导致肢体僵硬。脑卒中患者或多或少都存在肢体僵硬的问题，但是为什么感觉睡醒时肢体僵硬会加重呢？这是不是意味着病情有所进展或者功能退步了呢？出现这种情况时又该怎么处理？

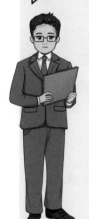

**专家说**

**哪些原因会导致患侧肢体僵硬加重**

1. 睡觉时肌肉和关节较长时间未活动，导致僵硬现象加重。

2. 睡觉时不正确的肢体摆放，如肘关节屈曲、下肢外旋等，或有的患者手心握较硬的橡皮球、脚底穿着偏硬的鞋子等，均可引起肌张力增高，从而使睡醒后肢体僵硬加重。

**哪些方法可以缓解患侧肢体僵硬**

1. **情绪管理**　尽量放松心情，避免精神紧张。

2. **放松肌肉**　按摩四肢肌肉，洗温水浴等；针对特别紧张的肌肉进行缓慢、持续的牵伸。

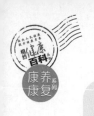

**3. 关节活动训练** 可主动或在他人帮助下进行肢体各个关节的全范围活动，对于僵硬或活动受限的关节，活动时一定要缓慢，力度要合适，避免过度用力，造成损伤。

**4. 良肢位摆放** 分别在仰卧位、健侧卧位、患侧卧位三种体位下进行良肢位摆放，可以在一定程度上预防或减轻肢体痉挛。

**5. 肢体主动活动训练** 上肢可进行"Bobath 握手"训练：双手交叉相握，掌心相对，偏瘫手拇指置于健手拇指掌指关节之上，健侧上肢带动患侧上肢，使肘关节伸直，肩关节前屈、上举，来活动患侧上肢。下肢可进行臀桥训练：仰卧在床上，双手手心向下平放于身体两侧，屈髋屈膝，双脚平踏在床上，双脚间距略大于肩宽，臀部向上发力，以肩和上背为一个支点，双脚为另一个支点，将臀部向上抬起，使髋关节在膝关节屈曲的状态下尽量伸展开来。

脑卒中后睡醒时肢体僵硬感加重是常见现象，患者及家属不用过度担心和焦虑。可以先按照上述方法进行锻炼，效果不理想时，注意及时到医院就诊，查找原因。

（谭志梅）

# 11. 为什么脑卒中后患者走路时脚在"划圈"或"拖地"

关键词  异常步态　臀桥训练

部分脑卒中偏瘫患者在走路时，表现为偏瘫下肢膝关节僵直，足轻度内翻及下垂，足趾下钩。起步时，他们先向健侧转身，将患侧骨盆抬高以提起患肢，再以患侧髋关节为轴心，直腿蹭地并向外侧划一个半圆后向前走一步，这种走路姿势被称为划圈步态，也称"偏瘫步态"。还有部分患者的偏瘫下肢足尖下垂比较明显，行走时脚背勾起不充分，老是在地上拖行。

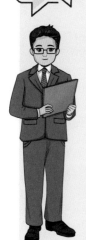

**专家说**

**为什么会出现这种异常的走路姿势**

脑损伤后，部分脑卒中患者的偏瘫肢体会出现不同程度的肌张力增高，导致肢体的主动肌群和拮抗肌群的肌张力不协调，功能紊乱。在下肢，主要表现为伸肌张力高占优势，导致运动控制能力差，无法进行选择性随意运动。

**有哪些方法可以纠正这种走路姿势**

**1. 通过良肢位的摆放减少痉挛**　在发病的早期即保持良好的肢体摆放位置，使偏瘫肢体处于抗痉挛体位，可以预防及减少痉挛的发生率。

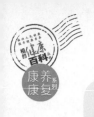

**2. 进行臀桥训练** 可以让髋关节尽量伸展开来。

**3. 积极进行主动运动训练** 进行主动屈伸髋、膝、踝等动作促进单个关节的运动，功能较好的患者可以在四点跪位、跪位、单腿跪位、坐位、立位模式下进行动作训练。

**4. 可以使用辅助器具** 如拐杖、助行器等来增加行走的稳定性，保持身体的平衡；也可以佩戴踝足矫形器防止行走时出现膝过伸、足下垂，从而改善异常步态。

健康加油站

"划圈"或"拖地"步态会导致行走时耗能过多，容易疲劳，且平衡功能差，跌倒风险大。因此，建议脑卒中患者居家康复时，尽可能在康复医生的指导下，循序渐进地进行康复锻炼。在患侧下肢运动功能恢复到一定的阶段，再进行步行训练。避免行走过早出现异常步态，必要时可到医院康复科就诊咨询。

（谭志梅）

健康
云课堂

脑卒中患者走路时"划圈"怎么办

# 12. 为什么脑卒中患者站立时脚**会不自主抖动**

不少患者家属发现，脑卒中患者在练习站立时，偏瘫下肢一接触地面并负重，脚常常会出现不自主抖动，严重时抖动可持续数分钟不停，导致患者不敢站立，为什么会出现这种现象呢？

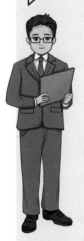

其实，这种现象叫"踝阵挛"。它是由于脑损伤后引起牵张反射兴奋性增强，结果导致偏瘫下肢的小腿三头肌痉挛，脚蹬地的瞬间牵拉到该肌肉，诱发了它的痉挛。踝阵挛有什么危害呢？

它会使患者的脚长时间处于跖屈的状态，导致了足部的疼痛、跟腱的挛缩，以及"马蹄内翻足"畸形的发生，影响患者的立位平衡、站立、行走以及体位转移功能，增加了跌倒风险。

**哪些方法可以缓解"踝阵挛"**

**1. 按摩** 可以通过手法按摩，使小腿三头肌和踝关节放松，随后再通过"站斜板"或手法缓慢牵拉使踝关节处于背伸状态，每次 15~20 分钟，每天 2 或 3 次。

**2. 踝关节的主动背伸训练** 通过坐在床上做勾脚动作，或借助弹力带，让脚掌前半部分踩在弹力带上，

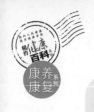

持续、缓慢地向身体方向牵拉弹力带，使踝关节背伸，每次 10 分钟，每天 3 或 4 次。

**3. 局部注射肉毒毒素**　通过小腿三头肌肌内注射肉毒毒素，可以有效降低肌张力、缓解痉挛。

**4. 可借助夹板或踝足矫形器**　将踝关节维持在"中立位"，起到长时间、持续牵拉小腿三头肌的作用。

**治疗踝阵挛时有哪些注意事项**

1. 要求患者尽量放松，避免过度紧张。站立时放慢速度，避免脚掌猛踩地面，或先将重心放在健侧下肢，待站稳后逐渐将重心缓慢转移至患侧下肢，以免诱发踝阵挛。

2. 被动牵拉踝关节时，动作要缓慢、持续，切忌快速、剧烈地牵拉；牵伸力度要适中，不要过度用力，以免造成肌肉拉伤。

3. 使用夹板或踝足矫形器时，要注意观察足背颜色，避免影响足部血液循环。还有内外踝等骨凸起比较明显的地方，也要留意，避免局部出现压疮。

踝阵挛是脑卒中患者站立时很常见的现象，患者及家属无须过度紧张。可以按照上述治疗方法先进行尝试，必要时可到医院康复科就诊，寻求更加有效的治疗方法。

（谭志梅）

# 13. 为什么脑卒中后痉挛患者进行**牵伸训练**不能偷懒

由于脑损伤，大部分脑卒中患者的偏瘫肢体会出现不同程度的痉挛，使肢体变得僵硬，失去灵活性，再加上肢体的主动活动减少，关节周围的软组织增生，导致关节疼痛、活动受限、肢体变形，从而影响功能。

牵伸训练是一种运用外力来拉长挛缩或缩短的软组织，并使其延长，做轻微超过组织阻力和关节活动度的方法。对痉挛肢体进行轻柔、缓慢的牵伸，可在一定程度上缓解痉挛，预防关节挛缩，改善肢体的运动功能，对痉挛患者来说，牵伸训练是不可缺少的。

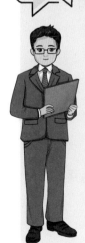

**专家说**

偏瘫患者常见的痉挛模式是上肢屈肌占优势、下肢伸肌占优势。那么，患者可以通过哪些方法对痉挛肌群进行牵伸训练呢？

**1. 肩部肌群的牵伸** 坐位，患侧上肢放于桌面上，上肢处于外旋位，重心向前移动。

**2. 肘部、腕手部肌群的牵伸** 患者取四点位，将双上肢摆在肘关节伸直、腕关节背伸、前臂旋后的位置上，重心向前缓慢移动。

**3. 髋部肌群的牵伸** 患者躺在比较高的床的边

缘，取仰卧位，健侧上肢放在床上，患侧下肢下垂到床边。

4. **膝、踝部肌群牵伸**　患者取侧卧位，将患侧脚踝尽量贴近臀部，感受到大腿前侧有牵拉感即可。

5. **小腿三头肌牵伸**　患者站在斜板上，可扶墙壁或者床尾扶手，利用自身体重进行牵伸。

**进行牵伸训练时有哪些注意事项**

1. 动作要缓慢、持续，避免过度牵伸，以及避免对较弱的肌群进行牵伸，每次牵伸保持 15 秒左右就可以休息一下，然后再进行下次牵伸。

2. 牵伸之后不要立刻做其他困难的训练动作。

3. 对于肌筋膜牵伸的过程，是一个感觉输入的过程，要求患者在牵伸过程中，注意感受肌肉及筋膜的变化，同时可增加患者的感觉恢复。

脑卒中后的牵伸训练是帮助痉挛肢体恢复灵活性的关键步骤。通过长期、持之以恒的训练，能够帮助患者逐渐恢复肢体的活动能力，从而提高生活质量。因此，偷懒是不可取的，只有积极主动地参与训练，才能促进康复进程，使患者尽快回归到家庭与社会之中。

（谭志梅）

# 14. 为什么在局部"打针"可以
# 缓解痉挛

关键词

肉毒毒素　痉挛

脑卒中后，大部分患者的偏瘫肢体会出现不同程度的痉挛，导致肢体僵硬、活动不灵活。我们通常采用口服药物、肢体按摩、手法牵伸等方法缓解痉挛，其效果往往差强人意。肉毒毒素从 20 世纪 80 年代开始逐渐应用于临床，在美容整形行业应用最为广泛，主要用于面部除皱美容，现在越来越多地被用于脑损伤患者，目的是缓解肢体局部痉挛，改善运动功能。那么，肉毒毒素到底是一种什么物质，是通过怎样的方式发挥作用的呢？

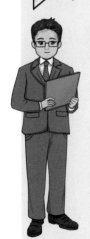

肉毒毒素是肉毒梭菌产生的一种毒素。它通过在痉挛肢体局部肌肉"打针"注射的方式，阻断神经肌肉接头处乙酰胆碱酶的释放，从而导致肌肉麻痹瘫痪，失去神经的支配，起到放松肌肉的作用。

与常规用法不同，肉毒毒素不是通过口服、肌内注射或静脉输注的方式应用，而是通过在痉挛肌肉局部，进行多点注射来发挥作用的，可以说是一种局部应用的肌肉松弛药，副作用相对比较少。

另外，肉毒毒素应用后，有些情况是需要家属知晓的。首先，该药物是有毒的，为防止中毒情况的发

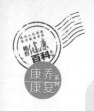

生，医生在应用时会严格按照该药物的推荐剂量来使用，所以用药导致患者中毒的情况一般是不会发生的。其次，该药物是肌肉松弛药，起效后局部肌肉在放松的同时，少部分患者会有乏力感，出现这种情况时，家属不用过度担心，一般 2~3 周后这种感觉会逐渐消失。最后，该药物一般 4~7 天起效，药效可以持续 4 个月左右，4 个月之后，肢体痉挛可能会再次出现，可根据痉挛情况考虑是否需重复"打针"。

脑卒中后的肢体痉挛对患者的功能恢复有很大的影响，如果患者肢体出现痉挛，尤其是痉挛比较严重时，要尽早进行干预治疗，局部"打针"（肉毒毒素）是目前《肉毒毒素治疗成人肢体痉挛状态中国指南（2015）》推荐改善肢体痉挛最为有效的治疗方法，一般常规治疗方法效果不理想时应尽早应用。

（谭志梅）

脑卒中后肌肉紧张，"打一针"就好了吗

# 15. "打针"之后
# 还要**坚持训练**吗

关键词

脑卒中后肢体痉挛会导致肢体僵硬，活动不灵活，影响患者功能的恢复。肉毒毒素是一种可局部应用的特殊药品，对降低肌张力有较好疗效，在应用的时候，通过对僵硬肢体的局部进行肉毒毒素注射治疗，可以有效降低肌张力、缓解痉挛。但有不少家属会问，"打针"之后是否可以一劳永逸，不需要继续锻炼了呢？

**专家说**

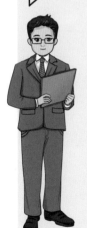

针对这个问题，接下来将围绕肉毒毒素的特性来进行解答。

首先，肉毒毒素的作用是降低肌张力，缓解痉挛，对肌力增强并无作用。局部"打针"之后，肢体会变得松软，便于活动，但肢体活动靠的是肌力，肌力并不会因为肌张力的下降而得到改善，它必须通过肢体的力量训练而逐渐增强。因此，"打针"之后，患者还是需要通过继续锻炼来增加肌力，改善运动功能。

其次，肉毒毒素的药效可以持续4个月左右，之后肢体痉挛可能会再次出现，所以局部"打针"之后，患者要抓紧痉挛改善的这个时间窗进行康复锻炼，增加相应功能肌群的力量。

肉毒毒素 痉挛 锻炼

最后，肢体长时间痉挛常常会合并一些邻近软组织的挛缩，"打针"缓解肢体痉挛之后，软组织挛缩问题就会首当其冲，成为影响肢体活动的重要因素之一，这一因素也需要患者通过长期的肢体按摩、牵伸等康复治疗措施来缓解。

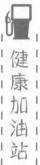

总之，"打针"只是为患者进行更加有效的康复锻炼争取一个时间窗，"打针"之后进行康复锻炼是必不可少的。这包括通过对痉挛肢体的按摩、关节的被动牵伸、拮抗肌的力量训练、伸／屈肌的协调及控制训练、拮抗肌的功能性电刺激治疗、佩戴牵伸性夹板或矫形器对痉挛肌进行缓慢持续的牵伸等方法进行训练，以达到事半功倍的效果。

（谭志梅）

四

# 压疮的
# 康复

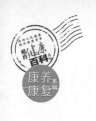

# 16. 为什么脑卒中后容易发生
# 皮肤破溃

关键词

压疮 卧床 血液循环

脑卒中明明是脑部血管出现了问题，为什么还跟皮肤有关呢？究竟是什么原因导致脑卒中后皮肤容易发生破溃，也就是我们常说的压疮呢？

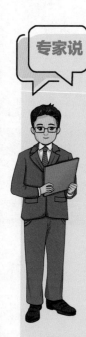

**专家说**

压疮一旦形成，不仅会增加患者的痛苦，影响疾病的恢复，还会延长住院时间，增加患者的经济负担，严重时甚至危及患者的生命，故压疮的预防尤为重要。

**该如何预防压疮**

1. 局部及全身减压　每 2 小时翻身一次，有规律地变换体位。长期卧床可使用气垫床使全身减压，避免局部组织长期受压。

2. 减少剪切力和摩擦力　平卧时，床头抬高不宜超过 30°。半坐卧位时，将髋部屈曲 30°，并在足底垫软枕，为患者翻身时，避免拖、拉、拽引起的摩擦。

3. 保持床单的干燥、整洁　对于大小便失禁者，注意床单和衣物的更换，保护皮肤的完整性，减少外界对皮肤的刺激，如果皮肤干燥，应及时涂抹润肤露。

**4. 纠正营养不良**　营养不良会增加压疮的危险。可食用高蛋白质、高热量、高维生素、低盐、低脂饮食，以促进局部组织的修复。若无法经口进食，给予鼻饲或静脉输注营养液。

### 压疮易发部位有哪些

只要受到足够压力，并且持续足够长的时间，任何部位都可能发生压疮，但更好发于骨性突出容易受压的部位。不同体位好发部位有所不同，如仰卧位时好发部位在枕部、肩胛处、肘部、骶尾部、足跟等；侧卧位时好发部位在肩部、髋部、膝关节外侧、踝关节；坐位时好发于两侧坐骨结节。一旦皮肤出现发红、发黑、破溃，不能再继续受压，可以采用软垫来减少压迫，必要时及时到医院就诊或咨询医生进行局部处理。

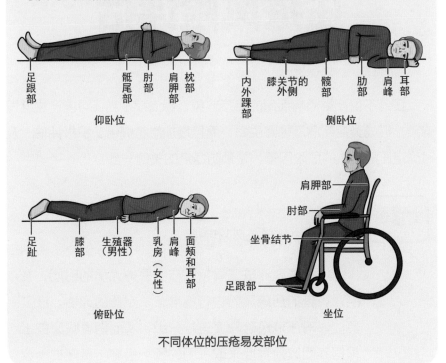

不同体位的压疮易发部位

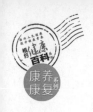

康养系列 康复

关键词

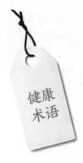

健康术语

压疮
风险评估

## 压疮

压疮（pressure ulcer）又称"褥疮""压力性溃疡"，是由于身体局部皮肤长期受压，影响血液循环，导致皮肤和皮下组织营养缺乏而出现损伤、溃疡甚至坏死。好发于受压的骨骼突出部位，如尾骨、足踝、足跟、臀部等。

（邵秀芹）

# 17. 为什么脑卒中后要进行
# 压疮风险评估

压疮不仅严重影响疾病的治疗效果，若治疗不当还可能产生继发感染，形成炎症而危及患者生命，而且增加患者痛苦。积极评估、及时确定压疮发生的危险因素，是预防压疮的关键一步。

**专家说**

### 为什么要进行压疮风险评估

压疮风险评估工具旨在节约医护人员的时间，并能对患者的压疮风险进行标准化、定量的评估。该工具能够对压疮风险程度进行分级，从而指导临床护士根据不同风险程度采取不同的预防措施。责任护士会

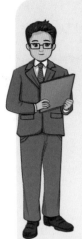

在患者入院 2 小时内使用压疮风险评估工具完成首次评估，并随后根据患者的危险程度进行动态评估，对高度危险患者和监护室中的患者，应每日复评 1 次，以便有效筛选压疮高危风险患者，及时进行针对性干预，从而降低压疮发生率。

**如何进行压疮风险评估**

目前，临床常用方法为 Braden、Norton 及 Waterlow 三种量表。其中，以 Braden 量表效度最好，具有足够的灵敏度和特异性，被认为是较为理想的压疮危险因素评估量表。Braden 量表评分内容包括感觉、潮湿、活动、移动、营养、摩擦力和剪切力6部分，总分6~23分，得分越低，发生压疮的危险性越高。具体来说，18 分是预测有压疮发生危险的诊断界值，15~18 分提示轻度危险，13~14 分提示中度危险，10~12 分提示高度危险，9 分以下提示极度危险。

**压疮发生危险因素**

**1. 外源性因素**

（1）**垂直压力**：是压疮形成最常见的原因。常见于卧床、坐轮椅等长时间不改变体位的患者。

（2）**摩擦力**：拖动行动不便或长期卧床的患者，会使其皮肤和衣服、床上用品产生摩擦，脆弱的皮肤更容易受到伤害而出现压疮。

（3）**剪切力**：在床头抬高半卧位时，由于重力作用，患者尾骨及深层组织向下滑行，而皮肤及表层组织由于摩擦力的缘故

仍停留在原位，从而导致两层组织间产生牵张而形成剪切力。

（4）局部潮湿或排泄物刺激：汗液、尿液及各种渗出物、引流液、粪便的刺激。

**2. 内源性因素** 营养不良、高龄、疾病、吸烟等。

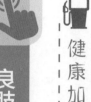

健康加油站

### 压疮风险评估的意义

对患者压疮危险因素进行定性、定量综合分析，从而降低患者的压疮风险，能有效地筛选出压疮高危人群，并尽早采取有效预防措施防止压疮出现，减轻患者痛苦。

（邵秀芹）

# 18. 为什么脑卒中后要"拒绝躺平"

脑卒中后长时间平躺会导致血液循环不畅，增加深静脉血栓形成的风险。长时间平躺还会导致压力性损伤、坠积性肺炎等问题，延缓康复进程。因此，脑卒中患者应关注良肢位的摆放，尽早进行适度活动，防止并发症的发生。

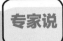

专家说

## 怎样"拒绝躺平"

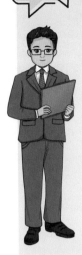

在患者生命体征稳定、神经学症状不再发展 48 小时后可进行姿势转换。具体应该如何调整姿势"拒绝躺平"呢？

### 1. 仰卧位

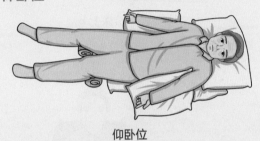

仰卧位

### 2. 患侧卧位

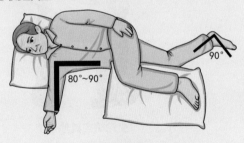

患侧卧位

### 3. 健侧卧位

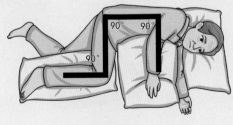

健侧卧位

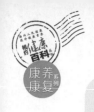

## 4. 床上坐位

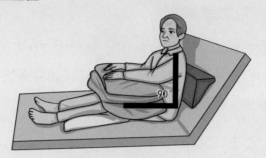

90°

床上坐位

## 5. 坐轮椅或其他坐位

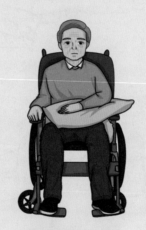

坐轮椅或其他坐位

## 6. 站位

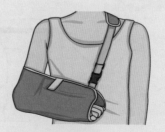

站位

**"拒绝躺平"还需要做些什么**

1. **适量运动**　根据医生的建议，进行适量的身体活动，如散步、慢跑、游泳等。

2. **物理治疗**　接受恢复肌肉力量、平衡能力和协调性的专业物理治疗。

3. **职业治疗**　接受恢复日常生活技能（如自理能力、工作能力和社交能力）的职业治疗。

4. **言语治疗**　接受帮助恢复语言和吞咽功能的言语治疗。

5. **饮食调整**　避免高脂肪、高盐、高糖食物，增加摄入蔬菜、水果、全谷物和健康蛋白质。

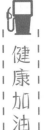

健康加油站

## 如何训练坐起

发病后初次坐起或长期卧床要坐起时，为避免直立性低血压，应采取逐渐增加角度的被动坐起方法。可先将床头摇起 15°~30°，维持 3~5 分钟，休息 3~5 分钟，逐渐加大角度，每次增加 10°~15°，增加坐位时间 5~10 分钟，经过 2~3 天的练习，直至患者能在床上坐直达到 90°。当患者可坐直 90° 并能保持 30 分钟后，即可开始练习独立坐位及转移动作。

（邵秀芹）

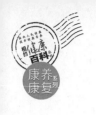

# 19. 为什么脑卒中后要保持
# 皮肤清洁干燥

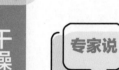

干燥　失禁性皮炎

脑卒中患者多丧失自理能力，如卧床并出现大小便失禁，易患失禁性皮炎，损伤皮肤且丧失自尊，降低生活质量。因此，保持皮肤清洁干燥至关重要。

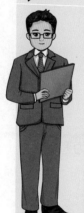

**专家说**　哪些方法可以帮助保持皮肤清洁干燥

1. 定期帮患者擦身、擦背、局部按摩，促进血液循环。

2. 男性患者使用集尿器或纸尿裤处理尿失禁，女性患者可垫护垫或穿纸尿裤。每次更换失禁护理物品后，需要用温水清洁并保持局部皮肤干燥。

3. 保持肛门周围皮肤清洁，每次排便后用弱酸性湿巾清理局部污物，用40℃温水清洗会阴部皮肤，用毛巾擦干，保持动作轻柔，并涂抹凡士林或红霉素软膏于肛门周围皮肤。

4. 使用柔软透气性好的尿布垫铺在患者臀下，对汗湿、尿湿的床垫随时更换，污染的床单也应及时更换。

5. 给患者清洗之后，可采用皮肤保护剂（如甘油、氧化锌、二甲硅油、液状丙烯酸酯等）涂抹皮肤，以达到预防和治疗效果。一般建议每天涂抹2或3次为宜，避免使用爽身粉涂抹，以防与尿液或汗液接触后形成颗粒增加摩擦力。

**什么是失禁性皮炎**

失禁性皮炎是因患者皮肤持续暴露于粪便和尿液中导致的炎症，会出现红斑、水肿、浸渍、渗液、水疱、皮肤剥落现象，严重者会发生二重感染，会导致患者出现疼痛、不适感、睡眠障碍，若不及时处理，会进一步引发压力性损伤、导管相关性感染等不良后果。

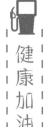

健康加油站

### 失禁性皮炎的分级

**1. 早期失禁性皮炎** 此阶段皮肤呈潮湿、粉红色，但仍保持一定完整性，无明显水疱、渗液等不良反应。

**2. 中期失禁性皮炎** 此阶段皮肤呈红色状态，局部略肿胀、发亮，有时会出现渗液，甚至血水。

**3. 重度失禁性皮炎** 此阶段局部皮肤会出现缺血性坏死，颜色会逐渐变黑，甚至出现破溃、脱落等现象，易引发感染等症状。

（邵秀芹）

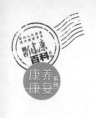

# 20. 为什么脑卒中后每天要
# 检查两次皮肤

每天检查两次皮肤即照护者早晚交接班时检查皮肤，便于每班照护者了解脑卒中患者皮肤情况，对患者进行全面评估，及时了解患者压疮风险，制订最佳的预防措施。

**专家说** 每天检查两次皮肤的目的

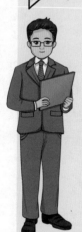

**1. 识别早期征兆** 压疮的早期表现可能只是皮肤的轻微红斑，在褐色、黑色或深色皮肤的人群中可能不明显，但皮肤可能会显得更坚硬或更软，或者与周围皮肤温度不同。通过检查，可以及时发现早期征兆。

**2. 检查高风险区域** 特定的身体部位，如骶骨、肩胛骨、后脑勺、肘部、髋部、踝部和脚后跟，更容易发生压疮。这些部位需要特别关注。

**3. 评估其他风险因子** 除了物理的压力，湿度（如尿渍、大便或汗水）、摩擦力和剪切力也是压疮发生的风险因子。

**4. 调整卧床或坐姿** 定期的皮肤检查可以提醒医护人员帮助患者更换位置，以减少对某一部位的持续压力。

**5. 评估现有压疮的愈合情况**　如果患者已经出现了压疮，可以监测伤口的愈合进程、分泌物及坏死组织的存在情况。

**6. 监测感染迹象**　如红肿、发热、脓液分泌或恶臭等感染迹象。

**如何进行皮肤评估**

**1. 皮肤完整性评估**　评估皮肤是否完整，有无损伤、创口或溃疡等状况。

**2. 皮肤颜色评估**　异常的皮肤颜色可提示患者存在一些健康问题，如贫血、循环障碍等。

**3. 皮肤温度评估**　通过触摸患者的皮肤来判断其温度，正常的皮肤应该温暖且皮温均匀。

**4. 皮肤湿度评估**　湿度过高或过低均可影响皮肤的健康，引起皮肤炎症或干燥。

**5. 皮肤弹性评估**　检查皮肤弹性的时候通常选择手背或上臂内侧部位，以拇指和示指将皮肤提起，松手后如皮肤皱褶迅速平复，为弹性正常。

健康加油站

# 压 疮 分 期

压疮一般分为四期。

**1. 淤血红润期（1 期）**　局部软组织受压以后出现发红，肿胀，轻微发硬。

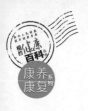
**2. 炎性浸润期（2 期）** 长时间血液循环不好引起局部水肿，有的出现水疱，同时伴有红肿热痛的症状。

**3. 浅度溃疡期（3 期）** 长期红肿引起皮肤破溃、发红，伴有疼痛。

**4. 坏死溃疡期（4 期）** 软组织感染严重出现坏死，伴有异味化脓等症状。

（邵秀芹）

# 21. 为什么脑卒中后**压疮**
# 创面"久治不愈"

压疮虽然只是一个小小的皮肤溃疡，但若治疗不当，病情会反反复复，危害极大。尤其对于脑卒中患者，一旦发生压疮，很难治愈。

**为什么脑卒中患者创面经久不愈**

1. 脑卒中患者伴有运动、感觉功能障碍，因功能受限常卧床不起，身体部位长时间受压，易导致皮肤组织缺血、坏死和溃疡形成。如果没有及时减轻压力，压疮很难愈合。

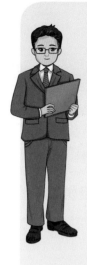

2. 脑卒中患者免疫功能较弱，如果压疮受到细菌感染，会导致愈合时间延长。

3. 患者常伴有吞咽障碍，导致营养摄入不足，营养不良会影响伤口愈合，使压疮难以治愈。营养不良还会影响患者的免疫功能，形成恶性循环。

4. 脑卒中患者多病共存，如糖尿病、高血压等，这些疾病会影响免疫功能和伤口愈合能力，导致压疮难以治愈。

## 发生压疮怎么办

1. **减轻压力**　使用合适的床垫、坐垫和护理垫，定期体位转移，以减轻压力。

2. **保持皮肤清洁和干燥**　定期清洗和护理压疮部位，预防感染。

3. **营养均衡**　保证脑卒中患者的营养摄入，增加蛋白质、维生素和矿物质的摄入。

4. **控制疾病**　积极控制糖尿病、高血压等并发症，保持良好的血糖和血压水平。

5. **积极治疗感染**　如压疮已经感染，应及时进行抗感染治疗。

6. **建立良好的生活习惯**　脑卒中患者应尽量保持适度的运动，定期翻身和转换体位，避免长时间卧床不起。

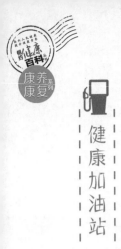

健康加油站

## 压疮可能有哪些并发症

压疮若不及时治疗可能会引发低蛋白血症、蜂窝织炎、骨和关节感染、坏死性筋膜炎、败血症等。

## 常规伤口的清洁应该怎么做

1. 每次更换敷料时，需要清洁压疮伤口及伤口周围皮肤。

2. 常规选择无菌生理盐水进行清洁。

3. 建议采用擦拭或冲洗等方式，避免伤口组织损伤。

4. 除非是创面出现感染，否则不要破坏缺血型四肢和足跟等部位稳定、坚硬、干燥的焦痂。

5. 谨慎清洗带有窦道、潜行的压疮，避免冲洗液残留。

（邵秀芹）

# 22. 为什么脑卒中后要进行
# 高蛋白饮食

关键词

由于脑卒中患者急性期处于应激状态，且进食减少易合并营养不良，进而影响康复进程。因此，患者需要摄入高蛋白质的食物。蛋白质不仅给人体提供能量，同时还为细胞和组织恢复提供原材料，促进病变组织的修复。

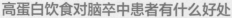

**专家说**

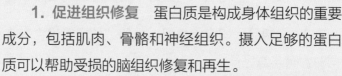

**高蛋白饮食对脑卒中患者有什么好处**

1. **促进组织修复** 蛋白质是构成身体组织的重要成分，包括肌肉、骨骼和神经组织。摄入足够的蛋白质可以帮助受损的脑组织修复和再生。

2. **促进肌肉恢复** 脑卒中后患者可能会出现肌肉萎缩和功能障碍。高蛋白饮食可以提供足够的氨基酸，促进肌肉的恢复和增长。

3. **促进免疫功能** 蛋白质是免疫系统的重要组成部分，适量摄入可以增强免疫功能，预防感染和其他并发症的发生。

4. **控制血糖水平** 高蛋白饮食可以帮助控制血糖水平，减少血糖波动对脑部的不良影响。

5. **提供能量** 蛋白质是身体的能量来源之一，摄入足够的蛋白质可以提供持久的能量，帮助患者进行康

优质蛋白 营养 免疫

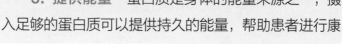

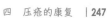

复训练和日常活动。

需要注意的是，脑卒中患者在选择高蛋白食物时，应注意控制脂肪和胆固醇的摄入量，避免影响血脂，增加心脑血管疾病的发病风险。

**哪些食物富含蛋白质**

蛋白质含量丰富的食物包括肉类、蛋类、奶制品、豆类及豆制品等。

**1. 肉类**　如鱼肉、牛肉、羊肉、鸡肉、猪肉等。但是痛风患者需要适量限制摄入。

**2. 蛋类**　鹌鹑蛋、鸡蛋等，蛋黄的脂肪含量较高。

**3. 奶制品**　如全脂牛奶、乳酪、酸奶等也含有丰富蛋白质，同时含有丰富钙质。

**4. 豆类及豆制品**　豆制品不仅蛋白质含量高，而且脂肪含量低，同时富含多种人体必需的营养素。但是，肾功能不全的患者不建议摄入过多此类食物。

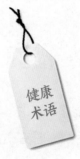

**优质蛋白**

优质蛋白是指食物中含有的氨基酸模式接近于人体蛋白质的组成，容易被人体吸收利用。

（邵秀芹）

# 23. 为什么脑卒中后受压部位要放上**软软的海绵垫**

脑卒中后，患者可能会出现卧床不起或长时间保持一个姿势的情况，这容易导致受压部位的皮肤受到损伤。长时间的压力会导致皮肤缺血、缺氧，进而引发压疮。此时，使用软软的海绵垫可以有效减轻局部压力，避免局部组织长期受压。此外，海绵垫还具有一定的吸水性，可以吸收患者皮肤表面的汗液和分泌物，从而保持皮肤干燥，减少细菌滋生，有助于预防和减轻压疮的发生。

**专家说**

### 如何选择合适的海绵垫

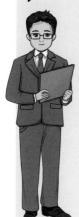

首先，海绵垫的密度和硬度要适中。如果太硬，会使得身体的某些部位受到过大的压力，导致血液循环不畅，增加了形成压疮的风险。如果太软，则无法提供足够的支撑，也会增加压疮的风险。

其次，海绵垫的形状要适合患者的身体状况。如果患者有特定的姿势需求，海绵垫的形状要能够适应这些需求，以保证身体的各个部位都能得到均匀的支撑。

再次，需要定期检查海绵垫的情况。如果海绵垫有磨损或者有异物嵌入，需要及时更换。同时，也要

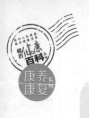

注意保持海绵垫的清洁和卫生，避免细菌的滋生和传播。

最后，需要根据患者的具体情况来选择合适的海绵垫。例如，如果患者需要长时间卧床休息，可以选择密度较高的海绵垫，以提供更好的支撑和舒适度。如果患者的活动量较大，可以选择密度较低的海绵垫，以提供更好的支撑和稳定性。

### 发生压疮怎么办

轻度压疮可以保守治疗，如局部使用水胶体敷料或透明薄膜粘贴，以消除局部压力和保持皮肤干燥。较大的水疱应先消毒，用无菌注射器抽出水疱内液体，外涂药物预防感染。对于 3 期以上的压疮，创面容易感染，病情轻时可选择局部换药的方法，病情较严重且合并感染时，需要通过手术清创治疗，将坏死的组织清除掉。

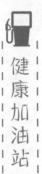

预防压疮要做到"六勤"：勤观察、勤翻身、勤擦洗、勤按摩、勤整理、勤更换。

（邵秀芹）

# 24. 为什么脑卒中后
# 压疮部位要氧疗

关键词

高压氧治疗　血氧浓度

局部氧疗可提升患者局部组织的血氧含量，进而促进组织新陈代谢，改善局部营养状况，有助于组织修复和肉芽组织的生长。同时，它还有助于显著改善压疮供血、供氧状态，有效控制炎症的发展，使其局限化，并加速病灶的修复过程。

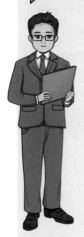

**专家说**

高压氧治疗是在高压氧舱内给予加压，使氧舱环境高于大气压，吸入高浓度的氧气治疗疾病的过程。在治疗一些难以愈合的伤口时效果显著。以下是高压氧治疗在压疮治疗中的机制及其好处。

**1. 增加组织氧浓度**　在高压环境下吸入纯氧，可以显著增加血浆中的氧浓度，使更多的氧气到达受损的组织，加速伤口愈合。

**2. 促进新血管形成**　高压氧治疗可以刺激细胞产生生长因子和干细胞，从而促进新血管的形成。

**3. 抗感染**　某些细菌，尤其是厌氧菌，难以在高氧环境中生存。高压氧治疗有助于抑制或杀灭这些微生物，降低感染风险。

**4. 减少水肿**　高压氧治疗可以改善血流和氧供

应，减少由于损伤或炎症而导致的水肿。避免水肿进一步压迫血管，导致组织缺氧。

**5. 刺激胶原蛋白合成** 胶原蛋白是伤口愈合的关键成分。增加氧浓度可刺激胶原蛋白的产生，从而加速伤口的愈合进程。

如何选择压疮敷料

**1. 1 期压疮** 可不用敷料，关键在于减压。

**2. 2 期压疮** 干净的 2 期压疮可使用水胶体敷料；渗出的 2 期压疮可使用泡沫敷料。

**3. 3 期或 4 期压疮** 未感染的浅 3 期压疮推荐使用水胶体敷料；渗出性 3 期压疮可用泡沫敷料；存在腐肉的可以使用亲水纤维、藻酸盐、水凝胶进行自溶性清创；存在潜行或窦道要选择填充和引流敷料；存在感染建议使用银离子敷料水凝胶。

**4. 不可分期** 评估患者整体情况后若需要去除坏死组织和焦痂，敷料选择方法同前。

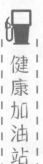

### 压疮伤口感染后应该如何处理

对局部感染的压疮伤口，应根据伤口细菌培养结果，选择外用杀菌剂或消毒剂。若伤口周边出现明显的红、肿、热、痛，且局部有波动感，怀疑形成脓肿，确诊后应配合医生行脓肿切开引流。若出现伤口感染播散或全身感染症状，应遵医嘱应用抗生素。若伤口存在坏死组织，建议及时实施清创。

（邵秀芹）

五

# 坠积性肺炎的康复

# 25. 为什么脑卒中后会反复发生
# 坠积性肺炎

坠积性肺炎是脑卒中患者常见的并发症之一，脑卒中患者因长时间卧床，咳嗽反射减弱，呼吸道分泌物难于咳出，淤积于肺部，成为细菌良好的培养基，或者因误吸、口腔卫生护理不到位等原因导致坠积性肺炎的发生，因此容易反复发生感染，主要表现为发热、咳嗽、咳痰、呼吸困难或胸痛等。

**专家说**

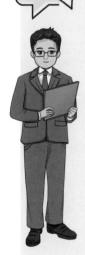

**哪些方法可以预防反复发生坠积性肺炎**

**1. 定时翻身拍背**　每隔 2 个小时为患者翻身拍背，以促进痰液排出。指导患者做深呼吸、主动咳嗽，同时轻拍背部以促进痰液排出。拍背时，患者应取侧卧位或坐位，护士应将两手手指并拢，手背隆起，指关节微屈，患者呼气时，于肺段相应的胸壁部位进行有节奏的叩击。拍背应在餐前 30 分钟或餐后 2 小时进行。在拍背过程中，注意避开肩胛部、脊柱、肾区等部位。拍打的顺序应由外到内、从下到上，使用腕力或肘关节力，力度应均匀一致，每次持续 3~5 分钟。

**2. 保持呼吸道通畅**　经常抬高床头 30°~40°，及时清除患者口鼻分泌物，保持呼吸道通畅。平躺时应尽可能保持头偏向一侧，以防止痰液或呕吐物回流吸

入气管造成肺炎甚至窒息。

**3. 防止误吸**　对于有吞咽困难的患者，应采取恰当的饮食方式，以避免误吸。例如，进食时要充分咀嚼缓慢吞咽，不讲话，以防呛咳。对于鼻饲管进食的患者，鼻饲时应将床头抬高30°~60°，鼻饲后 30~60 分钟再躺下。

**4. 口腔护理**　进食后用温水或漱口水充分清洁口腔，避免食物残渣残留和细菌滋生，诱发感染。

**5. 提高免疫力**　饮食应以低脂、低盐、高蛋白为原则，多吃新鲜的蔬菜水果。通过加强营养、适当锻炼等方式提高患者的免疫力。

**6. 注意室内空气流通**　保持室内空气流通，减少细菌滋生。每天通风 1 或 2 次，每次 15~30 分钟，通风时注意患者保暖。

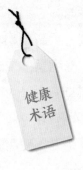

**误吸**

　　误吸是指进食到口咽部的食物或者反流的胃内容物不能及时地咽下或者吐出，而误入到气管，甚至是吸入到肺部。

（章马兰）

# 26. 为什么鼓励脑卒中患者
# 抬高床头

脑卒中患者因长期处于仰卧位，易导致口腔分泌物和消化道内的内容物误吸入气道，从而增加肺部感染的风险。此外，脑卒中患者常伴随脑组织梗死、脑血管破裂等状况，均可引发颅内压升高及并发脑水肿。长期仰卧位会影响脑部血液的正常回流，进一步加重脑水肿的症状，不利于患者康复。

**抬高床头有什么好处**

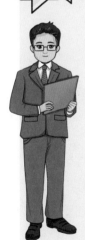

1. **减轻颅内压** 有些脑卒中患者伴有颅内压升高的情况，抬高床头可以减轻脑部的水肿和颅内压，从而缓解头痛、恶心、呕吐等症状。

2. **促进脑部血液回流** 抬高床头有助于改善脑部血液回流，增加脑部供氧，减轻脑部缺氧状态，有利于患者的康复。

3. **减少肺部感染** 抬高床头可以减少肺底部痰液的潴留，降低肺部感染的风险。

4. **预防误吸** 抬高床头可以减少胃内容物反流和误吸的风险，从而降低吸入性肺炎的发生率。

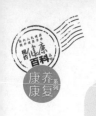

**5. 缓解体位性低血压**　经常抬高床头，可以让长期卧床的患者适应体位改变后的血压变化而造成的不适，为以后的坐起、站立做准备。

## 如何逐步抬高床头

**1. 整理床头物品**　将患者床头除枕头外的物品清空，避免床头抬高时物品滑落，对患者造成不必要的损伤。

**2. 逐步抬高**　初始时床头抬高角度宜小（约 15°），再逐步递增。

**3. 维持姿势**　保持该姿势一段时间，一般建议维持 30 分钟左右。

**4. 逐渐增加高度**　如果在保持姿势的过程中没有明显的不适，可以逐渐增加床头的高度。

## 逐步抬高床头的注意事项

**1. 观测指标**　注意监测患者的血压、心率和血氧等的波动情况。

**2. 观察症状**　在床头抬高的过程中，要密切观察患者是否出现面色苍白、出汗、呼吸困难、头晕、头痛、恶心、呕吐等不适症状。如果有任何不适症状，应逐渐缓慢降低床头高度并通知医生。

**3. 逐步过渡**　当患者能够在床头抬高的位置维持一段时间后，可以逐渐引导其过渡到坐位和轮椅上。这个过程中也要注意患者的体位和姿势，避免出现体位性低血压等问题。

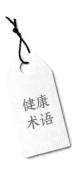

**体位性低血压**

体位性低血压是由于体位的改变，如从平卧位突然转为直立位而发生的脑供血不足引起的低血压。

（章马兰）

# 27. 为什么脑卒中后要管理好

# 口腔卫生

脑卒中患者可能存在舌、咽、腭部肌肉及咀嚼肌功能减退或瘫痪的情况，导致咀嚼、研磨和吞咽食物能力受损，使食物容易潴留口腔。这种情况容易引发口腔细菌和真菌感染，增加了牙菌斑、牙龈炎及吸入性肺炎等并发症的发生风险，直接影响脑卒中患者的身体健康。因此，脑卒中患者必须特别重视并加强口腔卫生护理。

**专家说**

**脑卒中患者如何保持口腔卫生**

**1. 定期刷牙** 刷牙时采取巴氏刷牙法，每天至少刷牙两次，最好在早晨和晚上睡前进行。使用软毛牙刷和含氟牙膏，以轻柔的力量清洁牙齿和牙龈。

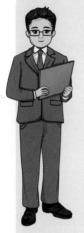

**2. 漱口** 除了刷牙外，每天至少使用温水或淡盐水漱口两次，建议选择在进食后漱口，以减少口腔的食物残渣并清洁口腔和喉咙。

**3. 假牙的护理** 在睡眠前应取下假牙，并放入装有水的容器。进食后要取下假牙清洗干净，再戴上。

**4. 避免危险因素** 尽量避免口腔感染和其他导致口腔问题的危险因素，如不合适的假牙、不良的饮食习惯（如睡前进食）等。

**5. 饮食调整** 避免吃刺激性食物，选择健康、营养均衡的饮食，包括新鲜的水果、蔬菜、全谷类食物等，以保持口腔健康。

此外，对于卧床且无法自理的患者，需要由他人清理口腔。患者应取半卧位或坐位，用棉球或纱布蘸取适量的漱口液，轻轻擦拭患者的口腔内部，包括牙齿、牙龈、舌头、口腔黏膜等部位。注意擦拭时要避免用力过大，以免损伤口腔黏膜。由于口腔内细菌清除后 4~6 小时又再生长，所以每天口腔护理 4 次较为适宜。

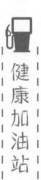

巴氏刷牙法又称"水平颤动法"或"龈沟法"，是目前口腔专科医生首要推荐的科学、有效的刷牙方法。该法是将牙刷斜向牙龈 45°，放在牙齿和牙龈交界处，先用轻柔的压力在刷毛原位作前后方向短距离的水平颤动 4 或 5 次，每次刷 2 或 3 个牙齿，颤动时牙刷仅移动 1 毫米，之后沿着牙龈，向牙齿咬合面方向轻轻

拂刷，再将牙刷移动到下一组牙齿上，每次都重叠移动一颗牙齿，避免遗漏。这种方法能去除龈缘附近与龈沟内的牙菌斑，适用于所有人群，包括接受过牙周手术的患者。

（章马兰）

关键词

肺部感染 排痰 叩背

# 28. 为什么脑卒中后
# 要**帮助患者排痰**

脑卒中患者因长期卧床、咳嗽反射减弱、呼吸肌力量下降等原因，导致痰液无法顺利排出，咳痰困难。痰液长期潴留在支气管和肺部，会严重影响肺部的通气和换气功能，进而诱发肺部感染，严重者甚至可引发窒息死亡。

**专家说**

### 哪些方法有助于患者排痰

**1. 有效咳嗽** 患者取坐位或半坐卧位，身体前倾，在深吸一口气后屏气 3~5 秒，进行 2 或 3 次短促有力的咳嗽，张口咳出痰液，咳嗽时收紧腹部，或用自己的手按压上腹部，帮助咳嗽，重复 2 或 3 次。

**2. 叩背促进排痰** 叩击背部有助于痰液的排出。采

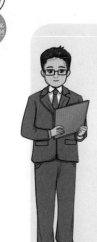

取侧卧位或坐位进行，叩背时要注意力度和频率，以患者能够承受为宜，最好由外到内，从下到上进行叩击。

**3. 主动锻炼** 患者可做上肢的伸展运动和扩胸运动，以促进痰液排出，一组 15 个，每日 3~5 组。

**4. 使用排痰机** 如果条件允许，可以使用排痰机来帮助排痰。排痰机可以通过振动和吸力作用，将痰液排出体外，促进排痰。

**5. 增加水分摄入** 多饮水可以稀释痰液，湿润气道，便于痰液排出。同时，避免摄入过多的咖啡、茶等刺激性饮料，以免加重咳嗽和痰液的产生。

**6. 保持室内空气湿度适宜** 可以使用加湿器或洒水来增加室内湿度。

## 帮助患者排痰时需要注意什么

**1. 判断患者是否需要排痰** 如果患者的痰液量不多，且没有呼吸困难、气促等症状，可以暂时不进行排痰。

**2. 选择合适时间** 在餐前 1~2 小时或餐后 2 小时进行。

**3. 注意观察患者反应** 在排痰过程中，要密切观察患者的反应，如出现呼吸困难、气促、面色苍白等症状，应立即停止排痰并寻求医生帮助。

**4. 饮食调理** 饮食要清淡，多吃蔬菜水果等富含水分的食物，有助于稀释痰液，促进排出。同时要避免摄入过于油腻、辛辣等刺激性食物。

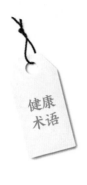

**窒息**

窒息是指喉或气管骤然梗阻，导致吸气性呼吸困难，发生这种情况后如抢救不及时，则很快发生低氧、高碳酸血症和脑损伤，最终会导致心动过缓、心搏骤停，几分钟内即可引起患者死亡。

（章马兰）

# 29. 为什么脑卒中后**人工气道**定时评估很重要

脑卒中患者可能出现呼吸肌瘫痪无力，或因肺部感染而诱发严重的呼吸衰竭等，这些问题会导致呼吸困难、血氧饱和度降低，进而无法维持正常的生命体征。这时需要借助人工气道来辅助呼吸，维持呼吸功能。然而，人工气道在使用过程中可能会出现各种问题，如导管堵塞、导管脱出、气道黏膜溃疡或合并感染等。因此，定时评估是至关重要的，可以及时发现以上问题并采取相应的解决措施，维持患者正常呼吸，避免因气道问题导致呼吸困难甚至窒息。

关键词

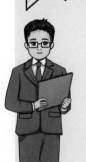

呼吸困难　人工气道　辅助呼吸

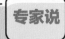**专家说**　家属如何对人工气道进行简易评估

1. **检查人工气道固定情况**　查看人工气道的管口是否有移位或脱落等不良情况。

2. **检查呼吸道通畅性**　检查人工气道的管口是否有痰液潴留或分泌物堵塞。

3. **观察呼吸情况**　观察患者的呼吸频率、呼吸深度以及呼吸音是否正常。

4. **观测体温和血氧饱和度**　观测患者体温和血氧饱和度是否正常。体温升高或血氧饱和度下降，可能存在有感染或通气不足等情况。

健康加油站

## 如何对人工气道进行日常护理

1. **定期更换**　由于长时间使用容易造成堵塞和污染，因此要定期更换呼吸管路，以保持气道畅通。一般情况下，7 天更换 1 次呼吸机管路。

2. **避免人工管道移位或脱落**　应该经常检查人工管道管口是否有对位不良或脱落的风险。尤其是在患者进行翻身等体位转变之后，注意查看人工管道的固定情况，防止移位或脱落。

3. **确保人工管道通畅**　检查管道是否通畅，如有分泌物堵塞气道时及时清理。定期使用生理盐水进行管道冲洗，每日可冲洗 2 或 3 次。

**4. 注意保持气道的湿润**　可使用生理盐水进行雾化吸入以湿润患者的呼吸道，每日 2 或 3 次。

**5. 防止感染护理**　首先保持室内空气清新。每天开窗 2 或 3 次，每次 30 分钟。室内温度控制在 22℃ 左右，湿度控制在 55% 左右。

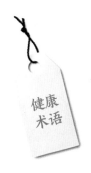
健康术语

**人工气道**

人工气道是经口或鼻将导管插入气管或直接行气管切开所建立的气体通道。

**血氧饱和度**

血氧饱和度是衡量血液中氧气含量的指标，是血红蛋白与氧的结合程度，即血红蛋白与氧的结合占总血红蛋白的百分比，正常值为 95%~98%。

（章马兰）

关键词

呼吸困难　雾化　氧疗

# 30. 为什么脑卒中后要做 **雾化**和**氧疗**

脑卒中患者由于长期卧床，咳嗽反射减弱，痰液淤积在肺里难以咳出。此时，进行雾化吸入治疗可以有效地稀释痰液，有利于患者排

出痰液，同时还能保持呼吸道湿润，维持呼吸道黏膜的正常功能，从而增加防御细菌、异物的能力。另外，脑卒中患者脑部组织都有不同程度的损伤，氧疗的介入可提高患者血液中的氧气含量，可以减轻脑组织的缺氧性损伤、改善脑水肿，促进脑功能恢复。

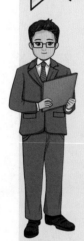

**脑卒中患者怎么进行雾化**

1. 雾化需要按照医生的建议配制好药物，将所用的药物，如化痰药、支气管扩张药溶解在生理盐水或蒸馏水中，按比例配成溶液。

2. 雾化时让患者坐直或半躺，并将雾化器的喷口放入口中或鼻腔中。患者深呼吸，缓慢吸入雾化药物，并尽量保持正常呼吸。

3. 雾化前要漱口，清除口腔内的分泌物和食物残渣，以免阻碍气雾的吸入。雾化前半小时尽量不进食，避免雾化吸入过程中受到气雾的刺激引起呕吐和不适。

4. 雾化后尽量不要立即喝水、吃东西，若患者呼吸道仍然存有部分药液，尽量在雾化结束的半小时后喝水和进食。

5. 雾化后及时漱口。做完雾化后患者的口腔内会残留药液，可及时用温水进行漱口，保持口腔卫生。

6. 雾化后适当咳嗽。雾化可以稀释痰液，做完雾化后，患者可以适当咳嗽促进痰液的排出。

7. 做完雾化后注意饮食。避免吃刺激性的食物，选择清淡的饮食。

**脑卒中患者如何进行氧疗**

**1. 采用合适的氧流量** 可以使用鼻导管吸氧装置或面罩式吸氧装置来给予患者氧供应。一般采用中流量吸氧（2~4L/min）；合并慢性阻塞性肺疾病且有二氧化碳潴留的患者，可采用低流量吸氧（1~2L/min）。

**2. 保持平静** 做氧疗前要清除患者呼吸道的分泌物，有利于氧气的吸入。吸氧时患者要保持平静，避免突然大幅度变换体位或情绪激动。

**3. 监测氧饱和度** 可以使用手持式脉搏氧饱和度计进行监测，一般正常指标为95%~98%。

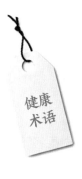

健康术语

**雾化**

雾化是使用专业的仪器和设备把药物分散成微小的雾滴或微粒，悬浮在空气中，进入人体呼吸道内，达到治疗的目的。

（章马兰）

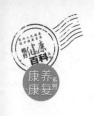

# 31. 为什么脑卒中后
# 要**合理使用抗生素**

　　由于脑卒中多发生于中老年人群，这些人群往往存在器官功能退行性病变和机体免疫力减弱的特点。加之长期卧床，或需要进行人工气道、留置胃管等侵入性操作，这些因素都容易诱发肺部感染。因此，脑卒中患者有时需要应用抗生素进行治疗。但不合理使用抗生素会出现胃肠道不适、肝肾功能损害、肠道菌群失调等副作用，甚至导致细菌变异而产生耐药菌株。因此，合理使用抗生素至关重要。

 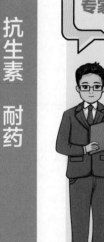

### 如何正确使用抗生素

　　**1. 及时合理使用抗生素**　卧床的脑卒中患者病情危重，合并肺部感染容易影响功能预后，甚至导致死亡。因此，一旦诊断脑卒中相关肺炎，医生会对患者应用抗生素治疗，控制病情进一步加重，但不是所有脑卒中患者均需要使用抗生素。

　　**2. 诊断明确才使用抗生素**　脑卒中患者不应仅凭发热就使用抗生素。一般来说，当肺部感染表现为咳嗽、咳痰、呼吸困难，肺部可听到异常啰音，或者患者存在发热且血液感染指标升高，胸部影像检查提示肺部感染时，才开始考虑使用抗生素。

**3. 针对性选择抗生素**　脑卒中合并肺部感染的患者在可行的情况下，会留取痰液进行痰培养，了解感染的病原体是什么，以便进行针对性抗生素选择。当然，痰培养的结果不能很快出来，有时候痰培养也无法检出致病菌，这时候医生需要结合经验及相关指南进行抗生素的选用。

**4. 合理选择抗生素的使用数量**　中老年脑卒中患者肺部多为混合菌感染，一般选择 2 种抗生素或 1 种覆盖病原菌较广的抗生素进行治疗，抗生素的使用不是越多越好。

**5. 抗生素使用需要遵循一定的疗程**　使用时间多为 5~7天，必要时需要复查胸片决定是否停药，不是症状减轻了就立即停止，也不是使用时间越长越好。

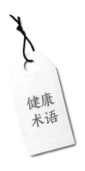
健康术语

**肠道菌群失调**

　　肠道菌群失调是指在年龄、饮食、滥用药物等因素的作用下，敏感肠菌被抑制，未被抑制的细菌便乘机繁殖，从而引起菌群失调，导致正常生理组合被破坏，产生病理性组合，引起临床症状。患者主要表现为腹泻、腹痛、腹胀等症状。

（章马兰）

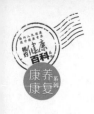

# 32. 脑卒中后怎么做

# 呼吸功能训练

脑卒中患者由于长期卧床，气道纤毛功能下降，导致分泌物清除能力降低；或因食管反流、误吸等原因并发肺部感染，或因机械通气等原因导致呼吸肌无力，从而出现呼吸功能受损，表现为肺通气、换气功能障碍。针对这些情况，患者需要进行呼吸功能训练。

**专家说** 脑卒中后常用的呼吸功能训练方法

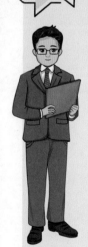

**1. 腹式呼吸** 又称"膈式呼吸"，可改善异常的呼吸模式，提高呼吸效率。其方法为患者取仰卧位或坐位，腹部放松，患者一只手放在胸部，另一只手放在腹部上方或两侧，经鼻缓慢深吸气，腹部隆起，把手向上抬起或向两侧扩张；呼气时手跟随腹部下落或向中间回缩。

**2. 缩唇呼吸** 可缓解患者气促的症状。其方法为让患者处于舒适放松体位，闭嘴经鼻深吸气，呼气时将口收拢为吹口哨状，使气体缓慢通过缩窄的口形，吸气与呼气的时间比例为 1 : 2。

**3. 深呼吸训练** 可增加肺容量，使胸腔充分扩张。患者处于放松体位，经鼻深吸一口气，并在吸气末憋气几秒钟，然后经口腔将气体缓慢呼出。

**4. 咳嗽训练**　可有效促进分泌物排出。方法为深吸气达到必要的吸气容量，短暂屏住呼吸，声门突然打开，形成高速气流，帮助咳出分泌物。咳嗽前可在呼气时做 3 次哈气练习，以感受腹肌收缩。

**5. 呼吸肌训练**　可改善呼吸肌力量及耐力，缓解呼吸困难。吸气时使用抗阻呼吸器来产生阻力，锻炼呼吸肌，可以从每次 3~5 分钟开始练习，一天 3~5 次；后逐渐增加至每次 20~30 分钟。或者患者取仰卧位，在腹部放置沙袋，深吸气把腹部沙袋挺起，可根据情况逐步增加沙袋重量。或使用三球训练器，患者可缓慢吸气，尽量使小球达到目标刻度，并维持悬浮一定时间。

**脑卒中呼吸功能训练的注意事项**

1. 训练环境安静，避免受到干扰。

2. 患者衣着宽松，采取舒适放松的体位。

3. 避免憋气，以免诱发呼吸性酸中毒。

4. 训练的方案要因人而异，循序渐进。

腹式呼吸可通过增加膈肌活动范围以提高肺的伸缩性，进而增加通气量的通气模式，可用于改善呼吸困难和肺部通气功能。

（章马兰）

六

# 其他并发症的
# 康复

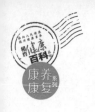

# 33. 为什么脑卒中后

# 下肢血管会"堵车"

脑卒中患者在恢复期间可能会经历各种身体功能问题，其中之一是下肢血流障碍。通常所说的"堵车"是指血流不畅，可能是由于深静脉血栓形成所致。

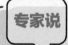

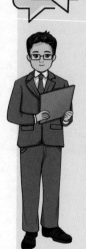

**脑卒中后下肢血管会"堵车"的原因**

1. 脑卒中患者活动能力受限，长期卧床使得血液流速减慢，肌肉泵减弱引起血液回流受阻，增加血栓的风险。

2. 患者动脉硬化或其他血管问题导致血管内皮受损，受损的血管内皮更容易形成血栓。

3. 脑卒中患者由于疾病原因，其血液往往处于高凝状态，某些药物的应用可能会影响血液的凝固性，从而进一步增加血栓的风险。

**如何预防下肢血管"堵车"**

1. **床上运动**　包括踝泵运动、股四头肌等长收缩练习等，促进下肢血液循环。

2. **机械预防**　使用下肢间歇性充气加压装置或足

底静脉泵等机械装置，以加速下肢血液循环，预防血栓形成。

3. 抗凝药物　高危患者可以在医生指导下使用抗凝药物，如低分子肝素、华法林、达比加群等，降低血液黏稠度，预防血栓形成。

4. 积极治疗原发病。

5. 禁止吸烟。

6. 定期进行下肢静脉彩超检查。

脑卒中患者出现静脉血栓怎么办

1. 一般治疗　患者需要卧床休息，抬高患肢；保持大便通畅，避免用力排便时血栓脱落导致肺栓塞。起床后穿长筒弹力袜，建议穿着时间为 6 周到 3 个月。

2. 保持肢体绝对制动，避免按摩，以免栓子脱落。

3. 抗凝治疗　常用抗凝血药物有低分子肝素、华法林、达比加群等。

4. 溶栓治疗　对于较大的深静脉血栓，可以考虑进行溶栓治疗。

5. 其他药物治疗　如静脉滴注中分子量和低分子量右旋糖酐等。

6. 介入疗法　如果深静脉血栓形成已延伸到膝以上者，肺栓塞危险性高时，可以采取介入疗法。

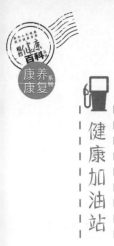

**下肢深静脉血栓形成的临床表现**

下肢深静脉血栓形成一般无明显临床症状，易被忽视。对于有症状的患者，主要表现为患肢肿胀、疼痛，部分患者还会出现患肢皮温升高、皮肤颜色改变等，同时可能伴有体温升高、脉率增快、白细胞增多等全身反应。随着病情的发展，静脉瓣膜受损，可能导致继发性下肢深静脉瓣膜功能不全，进而出现深静脉血栓形成后综合征，主要表现为皮肤色素沉着、肢体肿胀、溃疡等。

（邵秀芹）

# 34. 为什么脑卒中后会出现 "羊癫疯"

"羊癫疯"在医学上称之为"癫痫"。脑卒中后继发癫痫发作的主要原因之一是患者大脑皮质受损，致使大脑神经元细胞高度兴奋产生异常放电。脑卒中后癫痫发作会严重影响患者的预后，增加致残率及致死率。因此，做好脑卒中后癫痫发作的护理尤为重要。

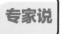

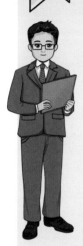

**什么是癫痫发作**

1. 是由脑部神经元过度放电引起的一种急性、反复发作、阵发性的大脑功能紊乱。

2. 表现为意识、运动、自主神经和精神障碍。

3. 以突然意识丧失和阵挛性抽搐为特征。

**如何预防癫痫发作**

1. 积极对脑血管疾病进行一级、二级预防，以降低脑卒中发病率，这是预防脑卒中后癫痫最有效的措施。

2. 遵守医嘱，按时定量服药。

3. 尽可能不到危险场所，不从事高空、水中及高温作业。

4. 注意生活规律，避免精神刺激，合理调节饮食。

**如何应对癫痫发作**

**1. 防止外伤**　对癫痫大发作者，要防止坠床及舌咬伤，包括加保护床栏、垫牙垫、取出活动的假牙等。

**2. 保持呼吸道通畅**　抽搐时呼吸道内容物不易排出，应将头偏向一侧，有利于痰液流出。抽搐时，不能往患者嘴内灌汤喂药，防止吸入性肺炎。

关键词

癫痫　预防

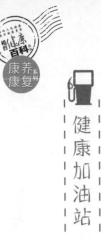

## 脑卒中一级预防

脑卒中的危险因素分为可干预与不可干预两种。不可干预因素主要包括：年龄、性别、种族、遗传因素等；可干预因素包括：高血压、糖代谢异常、血脂异常、心脏病、无症状性颈动脉粥样硬化及不良生活方式等。针对可干预的危险因素，应做到：①注意控制高血压；②积极防治糖尿病；③戒烟限酒；④保持情绪平稳；⑤老年人应防止大便便秘；⑥每天饮水要充足；⑦适度增加体力活动；⑧饮食要清淡；⑨注意气候变化；⑩定期进行健康体检，发现问题早防早治。

## 脑卒中二级预防

对已经发生一次或者多次脑卒中的患者，通过寻找发生卒中的原因和控制可干预的危险因素，以预防或降低脑卒中的再发风险。

(邵秀芹)

# 35. 为什么脑卒中后会
# "尿不出来"

排尿障碍是脑卒中患者常见的并发症之一。脑卒中患者由于高级排尿中枢受损，可能出现逼尿肌无反射、逼尿肌松弛、尿道内口括约肌紧张等症状，从而导致尿潴留的发生。此外，卒中患者以老年人居多，老年男性常见的前列腺增生也可能严重影响尿液的排出。另外，脑卒中后患者可能面临肢体运动功能障碍，导致行动不便、卧床不起，从而改变了排尿习惯。同时，患者可能因恐惧、急躁、焦虑等不良情绪而加重尿潴留的症状。

**专家说**

### 脑卒中后尿潴留会引起什么问题

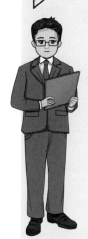

尿潴留不仅容易引发尿路感染、膀胱结石等一系列并发症，更有甚者还可能导致肾积水、肾功能衰竭、再出血等发生，严重威胁患者的生命安全。脑卒中后尿潴留还可导致患者产生焦虑、自卑、恐惧、抑郁等心理障碍问题，进而影响功能恢复。

### 脑卒中后尿潴留该怎么办

**1. 留置导尿** 留置导尿可以作为急性期暂时性替代方法，但需要注意做好管道的固定与维护，保持尿液引流通畅，且多饮水（既往无心、肾等功能不全者），每日 1 500~2 000 毫升，预防尿路感染。同时应及时评估，及早拔除留置尿管。

**2. 间歇导尿** 通过使膀胱规律地充盈与排空，有利于保持膀胱容量和恢复膀胱收缩功能，促进平衡膀胱的建立。间歇导尿期间，要严格遵循饮水计划，每日 1 500~2 000 毫升于日间均匀摄入，晚上 8∶00 至次日清晨 6∶00 尽量不饮水。根据膀胱内尿量情况，按需导尿，观察和记录排尿次数和尿量。并加强手卫生和会阴、尿道口的清洁，降低尿路感染的发生率。

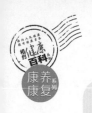

3. **诱导排尿**　通过听流水声、利用条件反射和排尿抑制，使患者产生尿意，促进排尿。

4. **意念排尿**　在留置导尿管期间，进行意念排尿训练。为患者放尿的同时，患者闭上双眼去想象、感受尿液缓慢从膀胱内流出的感觉，以促进膀胱感觉的恢复。

5. **腹部热敷**　用温热的毛巾进行下腹部膀胱区的热敷。

6. **环境改造**　为患者提供温馨、舒适、私密性良好的空间进行排尿训练，选择合适的排尿体位及接尿器。

7. **心理干预**　给予脑卒中后尿潴留患者充分的理解与支持，加强与其交流，消除患者紧张情绪。

（邵秀芹）

# 36. 为什么脑卒中后会"拉不出来"

　　脑卒中多见于中老年人，随着年龄的增长，胃肠道功能逐渐减弱，导致其便秘发生率增高。脑卒中后，人体的排便中枢可能受损，导致肠道内平滑肌和直肠肛门括约肌的功能障碍，从而引发便秘。此外，脑卒中后患者常出现肢体运动功能障碍，长期卧床、活动量减少会导致肠蠕动缓慢，加之焦虑、抑郁等不良情绪，会进一步加重患者的便秘症状。

**专家说**

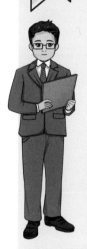

### 脑卒中后便秘会导致什么后果

脑卒中后便秘的患者由于大便干结、排出困难，会出现腹胀、恶心、厌食、肛门疼痛，甚至出血等症状，不仅容易诱发痔疮及肛裂，还可能会加剧脑卒中患者营养不良。长期便秘还会导致患者出现失眠、焦虑等心理障碍。此外，便秘患者排便时颅内压持续增高，加重脑卒中后脑损伤，甚至诱发再次发病、心律失常、心肌梗死等，严重危及生命安全。因此，积极预防和治疗便秘对改善脑卒中患者的预后结局极为重要。

### 哪些非药物方法可以预防和治疗便秘

#### 1. 饮食调整

（1）避免饮食过于精细，提倡多食用富含膳食纤维的食物，如芹菜、韭菜、木耳、苹果、梨等。

（2）鼓励患者白天多饮水，如果没有液体限制，每天每千克体重平均液体摄入量建议为 30 毫升。

（3）限制或避免导致脑卒中患者出现过度胀气、腹胀和 / 或排便改变的食物。

关键词

便秘 排便困难 腹部按摩

（4）可适当食用益生菌以缓解肠道压力，减少消化道不良反应。

**2. 排便训练**

（1）沿袭之前的排便习惯，每日定时进行排便训练。

（2）可在晨起或餐后 20~40 分钟尝试排便，此时胃结肠反射最强，有助于排便。

（3）病情许可的情况下，尽量选择坐位、摇高床头半卧位排便，病情不允许时，可取左侧卧位尝试排便。

**3. 活动干预**

（1）鼓励便秘患者进行适合自己病情的低强度体力活动（注意保护患者安全）。

（2）针对卧床患者，鼓励行腹式呼吸运动，患者吸气时使其腹部鼓起并使肛门放松，呼气时收紧腹部，进行 6~8 次练习。

**4. 腹部按摩**　家属或患者自己可沿右下腹→右上腹→左上腹→左下腹走向，进行腹部按摩，每次 10~15 分钟，每日 3 次。

（邵秀芹）

# 37. 为什么脑卒中后会出现**打嗝**

脑卒中后呃逆是脑卒中常见的并发症之一，可能会对患者的康复进程及生活质量产生不良影响。

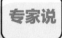

**什么是呃逆**

1. 呃逆俗称"打嗝"，是由于膈肌、膈神经、迷走神经或中枢神经等受到刺激后，引起一侧或双侧膈肌的阵发性痉挛。

2. 伴有吸气期声门突然关闭，发出短促响亮的特别声音。

3. 呃逆是一种膈肌痉挛的表现。

**如何应对呃逆**

**1. 常规饮食指导** 给予低盐、低脂、易消化的饮食，忌油腻、辛辣刺激、高胆固醇食物。意识清醒者指导其缓慢吞咽，少食多餐。留置胃管者，要注意胃管的位置应避免堵塞幽门口，食物注入速度要缓慢，食物冷热、黏稠度要适宜，避免注入空气。还应保持大便通畅。

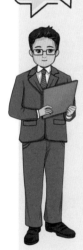

## 2. 常见物理疗法、针灸值得尝试

（1）屏气法：深吸一口气憋气片刻，用力呼出，反复数次。

（2）鼻导管反复刺激咽部：通过鼻腔插入 8~12 厘米软导管，刺激鼻咽 20 分钟阻断呃逆反射环。

（3）按压双眼球法：患者闭目，操作者双手拇指置于患者双侧眼球上，顺时针揉压眼球上部。

（4）按压眶上神经法：操作者双手按压患者双侧眼眶神经，交替旋转 2~4 分钟，嘱患者有节奏的屏气。

（5）牵舌法：患者张口伸舌，操作者用消毒纱布裹住舌体前 1/3~1/2 部分，轻向外拉，以稍痛为度，持续 30 秒放松后重复。

（6）足部疗法：手指稍加压力揉搓足底涌泉穴下旁开一寸处。

（7）压舌板或小勺按压舌根：利用咽反射产生的干呕暂时停止呃逆。

（8）喷嚏法：刺激鼻黏膜（如使用醋）使患者打喷嚏，由轻及重，直到呃逆停止。

（9）针灸：对于缓解呃逆效果明显。

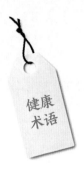

健康
术语

### 顽固性呃逆

顽固性呃逆是指病程超过 1 个月的呃逆，呈持续或反复性发作，常由器质性疾病引起，其中脑血管疾病（尤其是脑卒中）是引起顽固性呃逆的重要因素。

（邵秀芹）

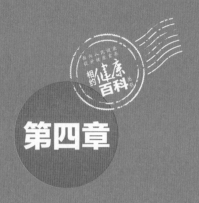

# 第四章

# 环境与居家康复

# 环境对脑卒中
# 恢复的影响

# 1. 为什么**环境**对脑卒中康复很重要

脑卒中后患者可能面临肢体运动、语言、吞咽、情绪等一系列功能障碍，需要较长时间的康复过程。康复目标通常包括首先恢复日常生活自理能力，其次逐渐参与日常社会活动，并最终努力恢复到脑卒中前的生活状态。可通过两条途径实现以上目标：一是提高自身的身体功能，二是优化环境以适应患者的需求。因此，改善环境（包括物理环境和社会环境）是提高脑卒中后患者日常活动与社会参与度，进而促进患者康复和融入社会的必要途径之一。

**专家说**

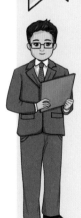

**康复环境的积极影响体现在哪些方面**

1. 创设丰富环境，提供多样化的认知、运动与活动机会，如阅读、游戏、音乐等。这些活动可以促进大脑功能的恢复和改善。

2. 安全和无障碍的居住环境可以降低意外伤害的发生风险，促进患者的日常活动和社会参与。

3. 安全和无障碍的社区物理环境，包括无障碍的助行器、轮椅行道，无障碍的公共汽车等可促进患者社会参与。

4. 包容错误和鼓励参与的家庭环境可以为患者提

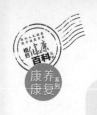

供情感支持和实际帮助，增加患者的康复动力和自信心，促进患者的康复进程。

5. 不歧视、尊重和支持的社会环境可以帮助患者重新融入社会，提高其生活质量。

6. 社会支持网络和康复组织可以提供信息、教育和互助的机会。

7. 便于患者自行前往和寻求诊疗的卫生服务机构，可促进患者主动寻求诊疗服务和接受健康教育。

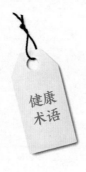

健康
术语

**活动与参与**

活动是指个体执行一项任务或行动；参与是投入一种生活情景中。典型的活动包括洗漱、饮食、穿衣、说话、走路、学习和记忆等，这些活动的组合是完成社会角色所必须的。典型的参与包括作为朋友、配偶、父母、公民等社会角色应承担的各种责任和义务。

（张莉芳）

# 2. 为什么脑卒中患者的 **家庭支持**很重要

患者生活的各个方面都会受到家人支持的影响。例如，邻居对待患者的态度与家人的支持有很大关系。如果患者家庭和睦，且家人为患者创造了良好的物理环境，这种积极的氛围很可能会赢得邻居的关注和友好态度，从而使患者有更多的机会与人交往；反之，如果家庭氛围不佳，可能给邻居留下消极印象，邻居可能对患者退避三舍。

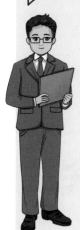

**专家说**

家人的支持并非要求家人事无巨细地替代患者，而是为患者提供高质量、有意义的支持，即鼓励患者、为患者提供良好的康复条件（辅助设施、住所无障碍改造等），促使患者做力所能及的事，将患者当作一个独立的、有思考能力的个体而与其积极沟通，在家庭事务中与患者商量，让患者参与。有效的支持涉及情感支持、日常生活帮助、协助康复训练、提供就医支持几个方面。

**与认知功能障碍患者相处的注意事项**

脑卒中患者认知功能障碍的发生率为50%~75%。认知障碍者可能无法完成简单的日常活动，如由于视空间障碍导致挤牙膏时没有挤在牙刷上；因为记忆障碍不能从家里走到附近的超市。因此，认知康复需要

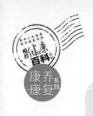

从日常生活中的小事教起，如学习如何穿衣、梳头等，照顾者需要反复教患者。脑卒中多为局限性损伤，反复提醒、强化可以帮助患者逐渐恢复认知功能。

**与失语症患者沟通的注意事项**

失语症是指意识清醒情况下，由于大脑语言功能区受损，导致患者不能理解语言或不能表达语言。表现为发声正常但不能言语，上肢运动功能正常但不能书写等，即其功能是正常的，但脑损伤令其丧失了已经学得的能力，所以其康复训练类似于婴幼儿的早教。

家人在与患者沟通时应当注意情绪及说话的语速及方式，不能过于激动或出现厌烦情绪，要注意给患者反应的时间及组织语言或组织肢体语言的时间，给予患者足够的信心及支持。

（张莉芳）

# 3. 为什么脑卒中患者及家人要主动获取**社会与政府的扶助**

与我国脑卒中患者密切相关的社会与政府的扶助包括居民医疗保险、门诊慢性疾病待遇、残疾人优惠政策等。然而，这些扶助政策及其相应的申请流程较难在一般的政府网站和传播较广的自媒体获知。

为了了解这些信息，患者或其家属通常需要到当地的街道办事处、民政部门、人力资源和社会保障部门、残疾人联合会等相关机构进行咨询。同时，申请这些扶助政策往往需要一定的时间。

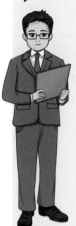

**专家说**

### 门诊慢性疾病待遇

各地均将"脑血管疾病后遗症"纳入门诊慢性疾病报销待遇疾病类型中。各地确定的申请条件不同，但基本都需要符合"疾病诊断证明、颅脑 CT 或颅脑 MRI 报告单、病史资料及治疗经过、一定的病程时限（如半年）"，获得门诊慢性疾病待遇的脑卒中患者可额外享受每个月门诊一定额度的报销。

### 残疾人证申请及特困残疾人的待遇

脑卒中患者因为中枢神经系统损伤可能导致出现各类"残疾"，包括视力残疾、听力残疾、言语残疾、肢体残疾、智力残疾、精神残疾和多重残疾，其严重程度可从轻度的四级到极重度的一级残疾。如果脑卒中患者遗留有较重的残疾，则可申请残疾人证，并申请获得相应的扶助，如住所无障碍改造、辅助设备配置、生活补贴等。

### 居民医疗保险

各地的城乡居民医疗保险规定对于残疾人参加城乡居民医疗保险的，其个人缴费部分由政府给予全额或部分补助，该扶助政策可从当地民政部门获取。

（张莉芳）

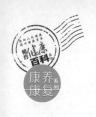

# 4. 为什么脑卒中患者及家属要主动在**基层医疗卫生机构备案**

　　脑卒中患者的康复周期较长，大部分患者在出院后选择居家康复。患者或家人应主动在基层医疗机构进行备案，以便获得在慢性疾病健康管理、老年人健康管理、健康教育等方面的服务和提醒。具体服务包括上门访视、健康体检、中医理疗等。

**专家说**　**基层医疗卫生机构可以提供的服务类型有哪些**

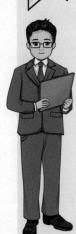

　　基层医疗卫生机构，包括乡镇卫生院、村卫生室和社区卫生服务中心（站），为居民提供免费、自愿的基本公共卫生服务。国家基本公共卫生服务项目包括居民健康档案管理、健康教育、预防接种、老年人健康管理、慢性疾病患者健康管理等共 12 项内容。2023 年，基本公共卫生服务经费人均财政补助标准为89 元。

　　**1. 家庭病床服务**　是一种针对需要连续治疗，但因本人生活不能自理或行动不便，到医疗机构就诊确有困难，需要依靠医护人员上门服务的患者，在患者家中或长期居住场所设立病床，由指定医护人员定期查床、治疗、护理的一种医疗卫生服务形式。家庭病床服务收费一般采用"医疗服务价格＋上门服务费用"，医保基金按住院报销的相关政策及待遇标准支付相应医疗费。符合条件的脑卒中患者，可在基层医疗卫生机构申请获得该项服务。

**2. 家庭医生服务**　家庭医生是指对服务对象实行全面、连续、有效、及时和个性化医疗保健服务和照顾的新型医生。脑卒中患者或家属可携带本人医保卡，就近选择居住地所属的基层医疗卫生服务机构办理签约手续，与家庭医生签订服务协议书。家庭医生团队为居民提供约定的签约服务，根据签约服务人数按年收取签约服务费，由医保基金、基本公共卫生服务经费和签约居民付费等方式共同分担。

**3. 健康管理服务**　基层医疗卫生机构对辖区内具有健康危险因素的常住居民进行预防接种、健康教育，对老年人开展每年一次的健康体检，对高血压并发脑卒中的患者进行高血压慢病管理的相应措施。

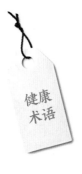

健康
术语

**居民健康档案**

居民健康档案是居民健康信息的资料库，包括体检、诊疗等与居民健康有关的医疗卫生服务信息。

（张莉芳）

# 5. 为什么脑卒中患者学会**使用**网络和**智能手机**很重要

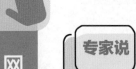

网络 智能手机 居家康复

数字技术改变了当下每个人的生活和交往模式，使用网络和智能手机已经成为人们重要的日常活动，并提供了丰富的社会参与方式。

**专家说**

脑卒中患者学会应用网络和智能手机有什么作用

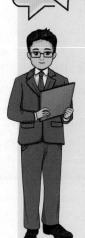

**1. 扩大社交圈子** 帮助脑卒中患者与家人、朋友保持联系，参与社交活动，减轻患者的孤独感和心理压力。

**2. 获取医疗信息** 快捷获取有关健康、医疗、康复等方面的信息，了解最新的治疗方法、康复技巧等。

**3. 获取康复指导** 医护人员可通过智能手机对患者进行远程康复指导，了解患者的情况，及时给予反馈和建议，提高患者的康复疗效，节省时间和成本。

**4. 促进自我管理** 通过在线教育资源和智能手机应用，脑卒中患者可以学习饮食、锻炼、用药等自我管理，促进身心康复。

**5. 预约挂号和随访** 脑卒中患者可通过手机提前

预约"互联网＋护理服务"及医院诊疗挂号，有助于患者能够及时得到所需的医疗服务。

**6. 方便日常生活**　智能手机集成了电话、社交媒体等多种功能，脑卒中患者可以通过这些功能获取各种日常信息、购物等操作，提高日常生活的便利性。

**使用网络和智能手机时的注意事项**

在使用网络和智能手机时，患者要提高警惕，保护个人隐私，避免上当受骗。同时，养成健康的使用习惯，避免长时间使用导致健康问题。

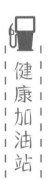

健康加油站

脑卒中患者学会使用网络和智能手机，可以实现患者从院内康复到数字居家康复的有序衔接，帮助脑卒中患者加速回归家庭和社会。

## 常用的脑卒中 APP、小程序及公众号

**1. 卒中地图 APP**　该 APP 可在手机软件商店下载，同时也可在小程序、公众号中关注，帮助人们迅速找到适合的定点医院，以最快的速度获得救助，但缺少卒中康复的内容。

**2. 中国心脑健康管理公众号**　该公众号方便对患者进行随访，提供脑卒中风险评估、脑卒中地图查看、脑卒中科普知识等功能。

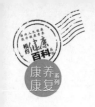

**3. 卒中宣讲小课堂公众号** 该公众号通过文字与视频普及脑卒中的预防、早期识别、康复等方面的知识。

**4. 卒中健康管理平台小程序** 该小程序提供健康监测、风险评估、康复指导、在线互动等多种功能。

（张莉芳）

# 6. 为什么脑卒中患者家里进行**无障碍改造**很重要

脑卒中患者经过急性期治疗后，部分患者仍会遗留不同程度的后遗症，其中肢体运动功能障碍最为常见，这会导致患者行动能力受限、生活自理能力下降。家庭无障碍设施不仅是方便、安全的设施，而且有着功能替代作用，有利于脑卒中患者提高生活自理能力，并减轻照顾者的工作量。

**专家说** 脑卒中患者家里可以进行哪些基础性的无障碍改造

家庭无障碍基础改造主要内容为地面平整及坡化、低位灶台、房门改造、坐便器改造，扶手（洗手池扶手、坐便器扶手、淋浴扶手）安装，浴凳配置等。无

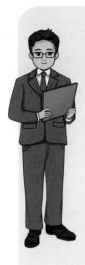

障碍改造的基本要求：安全性、材料环保性、经济性、因地制宜、个性化。

室内或院内地面应平整，地面交接处避免高差。凡有门处不设门槛。地面材质应耐污、防滑，卫生间地面应选用防滑地砖。

安装扶手时，扶手内侧与墙面的距离应不小于40毫米，扶手的高度应设在个体大腿根部的外侧。通常与患者臀部外侧最突出部位的水平线的高度一致，一般高度为85~90厘米。

卫生间应与卧室相邻或在卧室中独立设置卫生间。对于重度行动不便者，可在室内天花板安装导轨式吊轨，协助在卧室与卫生间及其他各处转移。

对于无法蹲位排便者，最好安装坐便器。坐便器侧墙应设置L型扶手，其水平部分距地面的高度为65~70厘米，垂直部分距坐便器前端20~25厘米，垂直部分最高处应距地面大于140厘米。

坐便器另一侧也要安装扶手，可设置为活动性扶手。扶手与坐便器中心线距离应为37~40厘米，扶手的高度为65~70厘米。

对于习惯蹲位排便的患者，当肢体功能障碍使其无法维持蹲位时，可采用较低的坐便器或者双脚垫矮凳，维持双膝靠近腹部的体位，以利于排便。

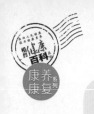

卧室和卫生间应设置紧急呼叫设备，确保可呼叫到家中其他房间或与附近医院连通，设备应安装在发生危险情况时易触及的位置。

健康加油站

家庭无障碍改造应从患者的实际需求出发，充分考虑其行动、安全和生活质量等方面的需求。改造后的家庭环境可以帮助脑卒中患者更好地适应日常生活并提高生活质量。

（张莉芳）

二

# 居家康复护理
# 注意事项

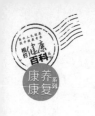

# 7. 为什么脑卒中患者需要 **居家康复**

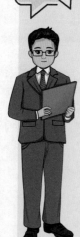

关键词

居家康复 日常生活活动

脑卒中患者经过急性期的住院治疗后，还需要进行长期的康复锻炼，以促进神经功能的恢复，从而更好地回归家庭和社会。居家康复可以帮助患者在家中继续进行康复训练，促进身体的恢复，并节约医疗成本。在家中进行康复训练，患者可以在更加熟悉和舒适的环境中进行训练，方便根据自身情况灵活安排锻炼。此外，家人的参与、支持和鼓励，更有助于提高患者康复锻炼的自信心和适应能力。

**专家说** 什么是居家康复

居家康复是将现代整体康复与护理理念融入社区和家庭，在康复医师的指导下，以家庭为单位，以社区为依托，对需求者进行全面的评定（包括居住环境、肢体功能及精神状态等），进而制订相应的康复与护理计划，为患者提供康复及护理服务。

**脑卒中患者居家康复注意事项**

**1. 防跌倒** 家具布局合理、通道无障碍物；家中如有楼梯或台阶应安装护栏、在患者经常活动的区域安装扶手等，以增加患者的安全性；患者在进行活动或康复训练时，应穿合适的鞋子和衣服，以增加身体的稳定性。

**2. 防窒息**　避免进食坚硬、难以消化的食物，如油炸食品、糯米等。在进食时，应取坐直或半卧位，避免快速进食、大笑等可能导致窒息的行为。

**3. 防烫伤**　在使用热水袋、电热毯等保暖设备时，应避免过热或长时间使用，防止烫伤。

**4. 防走失**　患者外出时应随身携带身份证明和紧急联系卡，以便走失时能及时联系家人。

**5. 防止不合理用药**　患者在使用药物时，应遵医嘱，不随意更改剂量或停药。

**6. 定期复查**　康复期间，应定期复查，以便监测病情变化和治疗效果，为医生调整治疗方案和康复计划提供依据。

**7. 心理护理**　家人应积极与患者沟通，鼓励其参与社区活动，并以社区成功康复患者为榜样，帮助患者建立信心，更好地应对疾病带来的挑战。

（张莉芳）

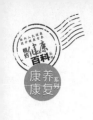

# 8. 为什么脑卒中患者要做好
# 自我管理

我国绝大多数脑卒中患者在急性期治疗后选择居家康复。然而，由于部分患者缺乏良好的自我管理能力，易导致疾病复发、反复住院，从而严重影响患者的身心健康和生活质量。因此，保持和提升科学有效的自我管理是脑卒中患者康复的关键。

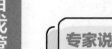

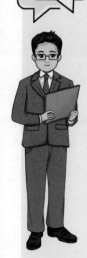

**什么是自我管理**

自我管理是患者对自身疾病症状的监控和管理，强调患者要关注自己的健康问题，并积极参与制定自我管理目标，以减少疾病对自身社会功能、情感和人际关系的影响。脑卒中患者自我管理包括疾病、饮食、情绪、日常生活起居以及康复锻炼管理。

**脑卒中患者如何做好自我管理**

**1. 了解疾病** 了解脑卒中的症状、原因、防治措施、居家康复原则及方法，有助于患者和家属更好地预防脑卒中复发、应对突发事件以及做好患者的自我康复。

**2. 保持健康生活方式** 保持健康的生活方式可以降低再次发生脑卒中的风险。这包括均衡饮食、规律运动、戒烟限酒等。

**3. 控制危险因素**　高血压、高血脂、糖尿病、心脏病等是脑卒中的危险因素。家属要与医生合作，了解患者是否存在这些危险因素。

**4. 定期检查**　定期进行身体检查，有助于及早发现潜在的健康问题，并采取相应的措施来预防脑卒中的再次发生。

**5. 药物治疗**　根据医生的建议，按时服药并遵循正确的用药方法可以降低再次发生脑卒中的风险，勿随意更改用药剂量或停止服药。

**6. 情绪管理**　脑卒中可能会导致身体上的不便和情感上的压力。患者要学会管理自己的情绪，用适当的方式疏导压力和焦虑，以更好地应对疾病。

**7. 社交支持**　与家人和朋友保持联系，分享自己的感受和经历，获得他们的支持和理解。

**8. 自我关爱**　照顾好自己的身体和心理健康对于脑卒中患者的康复至关重要。确保充足的休息和睡眠时间，保持良好的饮食习惯，并进行适当的身体活动。

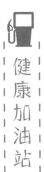

健康加油站

参加医院或社区组织的脑卒中病友会，增加与其他患者之间的交流，学习自我管理成功患者的经验，可增强脑卒中康复的自信心，并得到情感支持。

（张莉芳）

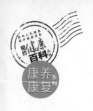

# 9. 为什么居家康复需要
# 专门购置设备

　　脑卒中患者居家康复可能用到多种康复器具和设施，如助行器、矫形器具、轮椅、拐杖等。这些器具必须根据患者自身尺寸进行个性化配置，甚至要量身定做。例如，不合适患者的轮椅，可能会增加患者身体的不稳定性，不仅影响功能的恢复，还可能导致身体畸形。

**专家说**

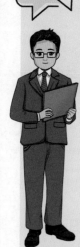

**居家康复常需要的设备有哪些**

　　**1. 康复辅具**　助行器、护理足托、护膝支具等。

　　**2. 物理治疗设备**　上肢康复器、下肢康复器、气压治疗仪、偏瘫肢体按摩器、成人康复学步车等。

**居家使用康复设备训练的注意事项**

　　1. 所有居家使用的设备都需要在专业人员的指导下配置和使用。

　　2. 用电的康复仪器使用时必须远离强电器（如冰箱、洗衣机、微波炉及高频设备等），不要与其共用一个插座，以防干扰或电刺激过强。

　　3. 使用需要贴到皮肤上的电极的仪器时，电极不能直接与皮肤接触，必须在电极接触的皮肤上垫由多层绒布（2~6层）或海绵制成的衬垫方能进行治疗。绑带应均匀绑紧，最少要用两条，确保电极与皮肤接触均匀，电流密度分布均匀；电极放置于身上后，禁止开关电源，防止发生电流灼伤皮肤。

患者治疗部位的金属物品（如手表、发夹、首饰、别针等）应除去；体内有金属异物（如骨科内固定物、气管插管、金属碎片、金属宫内节育器等）的部位，应严格控制电流强度 $<0.3MA/cm^2$，避免损伤局部组织；体内有起搏器等电子仪器，不能使用任何电疗设备。

4. 助行器、轮椅、拐杖等设备使用前必须阅读其注意事项，或者咨询专业人员，以免因为尺寸不合适或者调节不当而造成身体不对称。

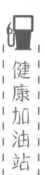

健康加油站

康复设备是指能够单独或组合使用，从而改善功能障碍者功能状况而适配的或专门设计的器具、设备、仪器和软件。康复设备主要用于康复评定、训练与治疗，是可有效改善或恢复患者功能的医疗设备。使用这些设备，必须要在专业人员的指导下或经过专业人员的培训才可以居家使用，不可以自己购置或未经培训就使用。

（张莉芳）

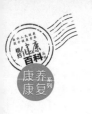

# 10. 为什么脑卒中后要尽力恢复**自主生活活动**并积极**参与社会活动**

　　大脑的功能重建是一个不断训练、学习与积累的过程。鉴于在医院进行的康复训练时间有限，患者从康复科或神经内科出院后，仍需要持续进行康复。《康复是一缕阳光——一位脑卒中患者的康复之路》的作者写道，"家人或照护人员在帮助的过程中，如何做到既不是越俎代庖式的包办替办，也不是揠苗助长式的过高要求"。前者易导致患者功能退化，后者易导致患者失去康复的信心，感到孤立无援。

**专家说**　脑卒中后自主生活活动和社会参与的必要性

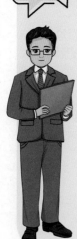

　　在脑卒中康复过程中，如果患者的日常生活活动被照料得很好，患者自己日常生活活动能力发展即被限制，患者会逐渐适应"患者"角色，各方面能力反而逐步退化。因此，家庭为患者提供的最好的康复环境应该是在保证安全的前提下，让患者尽力自己照顾自己，做力所能及的日常生活活动，如吃饭、穿衣、如厕、修饰等；尽力促进患者社会参与，承担一定家庭和社会责任，如买菜、洗衣服、就医等。

**1. 自主生活活动是维持身体健康的必要条件**　通过自主生活活动，患者可以锻炼肌肉、关节和协调能力，提高身体灵活性和平衡能力，从而减轻身体不适和疼痛。此外，自主生活活动还可以增强患者的自尊心，有助于提高生活质量。

**2. 社会参与是促进患者康复的重要途径**　通过参与社会活动，患者可以与他人交流、互动，提高社交技能和沟通能力，增强自信心。同时，社会参与还可以让患者感受到社会的关注和支持，减轻孤独感和心理压力。

**脑卒中后自主生活活动和社会参与的注意事项**

**1. 充分认识自身能力下的自主活动**　尽力自主活动和社会参与不等于患者在现有条件下充分挖掘自身躯体的代偿能力去活动，而在尊重康复的客观规律前提下，尽力创造和利用周围资源，主动活动和参与社会。因此，患者自主活动和社会参与依然离不开家人和社会的支持。很多脑卒中患者偏瘫侧下肢的划圈步态形成，其主要原因之一就是患者急于恢复自主行走能力，而在下肢尚不能很好屈曲状态下，开始练习行走而导致。

**2. 谨慎尝试新的活动**　脑卒中后，受损部位不同，导致的神经功能障碍也不同。躯体功能损伤，如偏瘫、吞咽障碍、语言障碍等问题较易诊断和界定，但是如偏侧忽略、失认症、失用症等认知功能损伤的全面诊断并不容易。因此，在康复过程中，当患者在病后首次独立承担新的任务前，如外出购物、驾驶等，尚需要家人陪同或治疗师给出指导性建议。

（张莉芳）

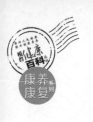

# 11. 为什么脑卒中后要将康复训练所学**融入日常生活**中

关键词

康复训练

日常生活

康复训练是一个长期的过程，需要坚持不懈、持之以恒。日常生活活动和自主康复训练是脑卒中患者重要的康复内容，不适当的活动和自主训练可致患者出现关节损伤、肌肉韧带拉伤等问题。通常情况下，在医院住院或门诊康复中，治疗师仅进行数十分钟的康复训练指导。因此，患者及家人要学会在治疗师帮助下，在日常生活中也融入正确的康复训练，使患者保持训练的连续性，同时避免损伤，从而促进康复。

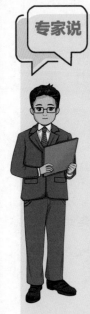

**专家说**

脑卒中患者出院回家后，康复中面临的主要障碍是一侧肢体瘫痪，尤以上肢及手功能康复最为困难。家庭康复中患者可以在日常生活活动中融入康复训练，唯有如此才能扩大康复训练的量，不断强化，反复积累，从而达到效果的最大化。

在日常生活活动中融入康复训练，要求患者尽力去用自己的患侧手和手臂。例如，当你想打开电脑打字的时候，如果发现自己患侧手指不听使唤，虽然直觉是用健侧手打字，因为这样操作会更快一些，但为了促进患侧手的康复，应该刻意使用患侧手打字，即需要患侧手输入的键不要用健侧手替代。多次试错后，你会发现患侧手打字的精准性和灵活性都提高了。再如，脑卒中后上肢屈肌张力和下肢伸肌张力升高通常要持续较长的时间。这段时间内，患者的肌力也在逐步恢复，但是对于肢体的控制性较差，运动的准确性和灵活性均较差。此时很多患者不用患侧肢体而过度使用健侧肢体，这是不可取的。正确的做法是抓住肢体力量逐渐增强的时机，尽力在训练和日常生活中对抗肌张力的增高（如抗痉挛体位、使用矫形器、肢体的牵拉等），同时努力去采用正常姿势、正常步态进行日常活动，如果做不到就再等待一段时间，而不是急于去用健侧肢体代偿活动。

健康加油站

日常生活活动训练和自主康复训练是脑卒中患者疾病恢复过程中重要的康复内容，需要照护人员和患者全天都有意识地在活动和训练过程中保护肢体与关节，否则极易出现错误的动作或异常模式，导致后期出现步态异常、关节损伤、肌肉强直收缩等新的问题。所以，照护者和患者本人参与的 24 小时康复管理尤为重要。

（张莉芳）

# 第五章

# 借助辅具改善生活

# 一

## 借助辅具
## 改善功能

# 1. 为什么脑卒中后要**使用康复辅具**

脑卒中具有高发病率、高致残率的特点。我国每年新发脑卒中患者约 200 万人，其中 70%~80% 的脑卒中患者因为后遗症致残而不能独立生活。现代康复理论和实践证明，合理选用康复辅具能够有效预防、矫正或代偿脑卒中造成的功能障碍，促进康复进程，提高患者的生活自理能力，助其更好地回归社会。

**专家说**

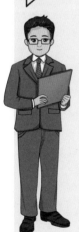

### 康复辅助器具对脑卒中患者的作用

在脑卒中发病早期应以综合康复训练为主，训练中常需要使用治疗性矫形器、移动辅具等。其作用在于保护肢体、辅助训练、加快康复进程；中、后期则需将康复训练与辅助技术相结合。对于有移动困难及生活自理障碍的患者，应积极采用支持保护性矫形器、自助具、助行器和环境调整的方法，以实现最大限度地提高生活自理能力、提高生存质量。

### 使用康复辅助器具的意义

康复辅助器具可以帮助脑卒中患者参与康复治疗，加快患者的康复进程，使患者能尽可能地做到生活自理，为家庭、医院和社会减轻负担。对于患者、家属

和康复工作者来说，康复辅具可以减少部分工作负担，减轻工作压力。因此，正确认识和评价康复辅助器具在患者的临床治疗和回归社会中所发挥的作用尤为重要。

**什么时候开始使用康复辅助器具**

传统观念认为，当康复治疗进入平台期，即功能进展不大时，才开始介入矫形器等康复辅助器具用以代偿功能。但现代康复理论认为，康复辅助器具应用应贯穿于脑卒中康复的全过程。在发病早期即可使用各种辅助器具预防畸形发生、防止废用综合征和误用综合征，康复期则用于辅助治疗、加快康复进程。

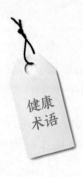

健康
术语

**康复辅助器具**

康复辅助器具，简称"康复辅具""辅助器具""辅具"，是为改善残疾人功能状况而采用适配的或专门设计的任何产品、器具或设备技术。

（邓小倩）

# 2. 用于脑卒中的
# 康复辅助器具有哪些

关键词

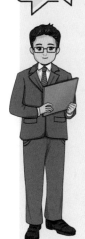

矫形器　智能辅具

随着我国康复辅助器具行业的快速发展，康复辅助器具的种类不断扩充，已经涵盖了患者康复治疗、吃饭、穿衣、阅读、户外活动等方方面面，为脑卒中患者的康复和生活自理提供了极大的便利。

**专家说**

**康复辅助器具的分类**

康复辅助器具涉及功能障碍者的衣、食、住、行、休闲娱乐、社会交往、教育、就业、生存、发展等方方面面。国际标准化组织按照康复辅助器具的功能将其分为 12 个主类、132 个次类和 781 个支类。主要分类如下。

1. 个人医疗辅助器具，如雾化器、制氧机、血压计等。

2. 技能训练辅助器具，如训练用阶梯。

3. 矫形器，如肩吊带、膝踝足矫形器等。

4. 个人生活自理和防护辅助器具，如坐厕增高器、沐浴椅、坐便椅等。

5. 个人移动辅助器具，如电动轮椅、手动轮椅、助行器、拐杖等。

6. 家务辅助器具，如防抖叉、勺子、助食筷、助食餐具等。

7. 家庭和其他场所的家具和适配件，如移动餐桌、墙壁扶手杆等。

8. 沟通和信息辅助器具，如助听器、助视器等。

9. 操作物品和器具的辅助器具，如拾物器、开瓶器等。

10. 环境改善和评估辅助器具，如无障碍扶手、测量仪器等。

11. 就业和职业培训辅助器具，如工作场所的家具和装饰元素。

12. 休闲娱乐辅助器具，如运动轮椅、纸牌固定架等。

**脑卒中患者常用的康复辅助器具**

虽然康复辅助器具的种类繁多，但鉴于我国的国情及大众对康复辅具的认知，脑卒中患者最常用的康复辅具主要有以下三类。

**1. 矫形器** 可以有效缓解脑卒中患者站立和行走过程中的肌肉痉挛，预防和矫正由于肌肉无力、关节运动肌力不平衡而引起的关节畸形，从而大大改善脑卒中患者的上、下肢运动能力。

**2. 移动康复辅具** 借助轮椅、拐杖、助步器等移动康复辅具，患者的自理能力、社交能力、转移能力得到提高，且随着患者的移动性增强，离床时间延长，卧床不起、四肢肿胀和溃疡风险也随之降低。

**3. 生活自助具** 借助加粗柄的勺子、万能袖套等自助具，可辅助患者完成自理、工作或休闲娱乐等日常活动。

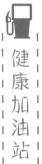
### 用于脑卒中的智能辅具

智能辅具是指辅具的智能化，通过信息采集、人机交互，让辅具更快、更准确地实现使用者的意图。智能辅具包括智能矫形器、智能移动辅具、智能家居与环境控制辅具、智能生活辅具、智能信息沟通辅具，还包括了护理机器人、康复机器人等。

（邓小倩）

# 3. 如何获得专业的**康复辅助器具服务**

随着康复辅助器具产业及互联网的飞速发展，大众获取辅具的途径愈发便捷。如今，在各大网络购物网站甚至家门口的药店，都可

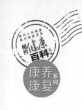

以买到一些常见的辅具，如轮椅、拐杖等。然而，对于脑卒中患者而言，辅具适配是康复治疗的重要手段。不合适的辅具不仅无法改善患者的功能状况，甚至可能引发二次损伤。因此，辅具的选用、定制、使用训练等相关工作，需要在辅具专业人员的指导下进行，并严格遵循规范、科学的适配流程。

**康复辅助器具适配的流程**

规范化的适配流程是确保康复辅助器具发挥最大功能的重要保障。根据经验，规范化的辅具适配流程如下。

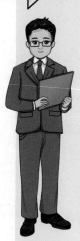

**1. 需求评估** 包括使用者的基本情况、使用康复辅助器具的目的、环境等。

**2. 辅具适配** 包括由专业人员进行康复辅助器具设计、制作、穿戴的使用训练、适合性检查等。

**3. 随访及复诊** 需要按照医师或辅具专业人员的建议定期复诊，以便根据功能变化情况及时调整辅具。

**选择康复辅助器具时要考虑的因素**

**1. 符合功能需要** 适配康复辅助器具应首先满足使用者的功能需要。

**2. 安全、耐用、美观** 因脑卒中患者通常存在下肢肌力不足、平衡障碍或疼痛，存在损伤或摔倒的危险，故选择辅具时一定要保证安全。此外，在保证安全的基础上可结合使用者的个人爱好选择适合的产品。

**3. 使用方便，易操作**　最好能让患者独立穿戴及使用。在安全的前提下，尽量选用轻便的产品，如铝合金材料的助行器。

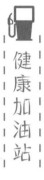

## 提供辅具服务的机构有哪些

**1. 医疗机构的康复辅具科、康复工程科、康复科的支具室**　可以将辅具的适配作为康复治疗的部分，能更好地符合临床需求。

**2. 残疾人联合会系统的辅具定点服务机构**　中国残疾人联合会建立完善了由国家中心、区域中心、省级中心和市县级中心构成的专业服务网络。对于办理了残疾人证的脑卒中患者，可以申请获得免费的基本型辅具服务。

**3. 辅具装配企业**　其优势是可提供灵活、便捷的辅具服务。

（邓小倩）

# 矫形器

# 4. 脑卒中后出现**肩关节半脱位**怎么办

肩关节半脱位是脑卒中患者常见的并发症之一，多发生在弛缓性瘫痪期。肩关节一旦发生半脱位，对患者的心理和上肢功能都有严重影响，但临床治疗仍缺乏有效手段。目前，主要强调早期采取预防措施避免肩半脱位的发生。

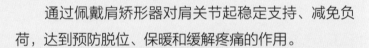

**专家说**

**脑卒中患者使用肩矫形器的作用**

通过佩戴肩矫形器对肩关节起稳定支持、减免负荷，达到预防脱位、保暖和缓解疼痛的作用。

**用于脑卒中的肩矫形器有哪些**

**1. 肩吊带**　又称"屈肘式肩矫形器"，由固定带、前臂托套组成。作用：由颈后承重，能预防和治疗肩关节半脱位，使肩关节保持在内收、内旋位，肘关节屈曲位。可用于脑卒中弛缓性瘫痪期的肩关节脱位和半脱位。佩戴方法：首先将前臂托套固定在手臂上，屈肘，用健侧手向上托起患侧上肢将肩关节复位，再拉紧固定带。

**2. 上臂吊带**　又称"伸肘式肩矫形器"，由肩垫、上臂套、腋下带、肩肘牵引带组成。作用：由肩部和

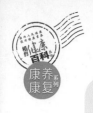

腋下承重，能预防和治疗肩关节脱位，对肩、肘关节的运动没有限制，不会加重屈曲痉挛模式。用于脑卒中弛缓性瘫痪期、痉挛期的肩关节脱位和半脱位。佩戴方法：首先将肩垫放在肩上尽量靠近颈部，调节好腋下带的松紧；然后将上臂套固定在上臂上；屈肘，用健手向上托起患侧上肢将肩关节复位，再拉紧肩肘牵引带。

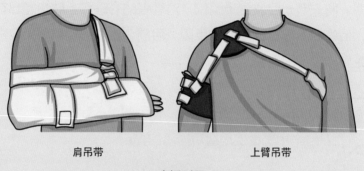

肩吊带        上臂吊带

肩矫形器

**什么时候需要使用肩矫形器**

有肩脱位的患者在坐、站或步行时需要佩戴；在进行肩部功能训练、卧床休息时脱下。连续使用每次小于 2 小时，每天小于 4 小时。患者有局部不适情况下可暂时脱下休息。

**肩矫形器需要用多久**

肩矫形器一般穿戴 4~6 周。脑卒中患者上肢有屈肌优势，长时间使用肩托虽对预防脱位有效果，但加重了异常姿势，对患者日后康复不利。

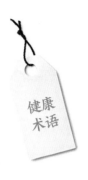

**健康术语**

**矫形器**

矫形器是在人体生物力学的基础上，作用于人体四肢或躯干，以保护、稳定肢体、预防、矫正肢体畸形，治疗骨、关节、神经和肌肉疾病及功能代偿的体外装置。

（邓小倩）

# 5. 脑卒中后出现**手功能障碍**怎么办

脑卒中后偏瘫患者多数存在屈肌痉挛导致的上肢功能障碍，表现为肩关节内收、内旋，肘关节屈曲，以及腕关节掌屈。上肢功能在全身功能中占比约 60%，而手功能又占上肢功能的约 90%。然而，脑卒中患者的上肢功能，特别是手功能通常恢复缓慢，从而影响患者的运动控制能力和日常生活活动能力。

**脑卒中患者使用上肢矫形器的作用**

早期、及时地介入上肢矫形器，可帮助维持患者良肢位，对于患者的康复大有益处。另外，对于康复临床工作者来说，在实际治疗过程中进行各种体位

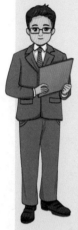

下的康复训练，都要兼顾到上肢的体位摆放。使用矫形器将患者的上肢固定于良肢位，有利于患者的整体康复。

**用于脑卒中的上肢矫形器有哪些**

对于有手功能障碍的患者，除了进行常规康复治疗外，还可以通过使用以下上肢矫形器来预防手部畸形、改善功能。

1. 分指板　适用于手指出现屈曲痉挛的脑卒中患者，其主要作用是抑制屈曲紧张，防止手指屈曲挛缩。患者使用该矫形器后，可将手指摆置分开位固定，通过持续牵伸，有效减小手指的肌张力。

2. 腕手矫形器　主要用于维持患侧腕部正确体位和对抗手部的屈曲痉挛。

3. 肘腕手矫形器　适用于脑卒中患者，能有效预防肘关节、腕关节、手指关节屈曲变形。

**上肢矫形器需要用多久**

上肢矫形器通常需要佩戴半年甚至更长时间，具体取决于患者上肢肌张力的高低以及恢复情况。患者除了佩戴矫形器以外，还要加强局部肌肉的主动及被动活动，以取得最佳疗效。

健康加油站

**上肢矫形器使用的注意事项**

**1. 掌握正确的穿脱方法**　患者及家属应在治疗师指导下使用矫形器，操作时严格按照穿脱程序进行。对痉挛肢体佩戴前应采用轻柔、缓慢的牵伸手法降低肌肉张力。定期松解矫形器，对骨突出部位应注意保护以避免压疮发生。

**2. 注意观察与处理佩戴后反应**　佩戴矫形器，若太紧可影响肢体血液循环，太松又起不到治疗效果。因此，应随时观察肢体远端，注意有无肿胀、皮肤颜色有无异常等。

（邓小倩）

# 6. 脑卒中后出现
# **下肢无力**怎么办

脑卒中患者发病早期因神经受损而导致肌力下降，表现为一侧或双侧肢体肌力下降或完全消失，即进入弛缓性瘫痪期。因长期卧床不运动，肢体短时间内运动量减少或制动，也会导致肌肉失用性萎缩。另外，进入痉挛期，下肢肌张力的增高会引起主动肌硬度增加，而脑卒中后大脑高级中枢神经对随意运动的控制减

关键词

下肢无力　膝踝足矫形器

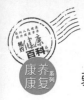

弱，也会导致下肢出现无力感。

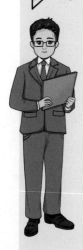

脑卒中患者使用膝踝足矫形器的作用

使用膝踝足矫形器可以让脑卒中患者尽早地离床站立，重建平衡反应机制。同时，使用膝踝足矫形器不仅可以促进患侧下肢的负重和股四头肌的收缩，还可以通过站立训练来防止关节屈曲和肌肉挛缩，防止患侧下肢因长期废用而导致萎缩。

用于脑卒中的膝踝足矫形器有哪些

**1. 壳式膝踝足矫形器** 由高温热塑板材、树脂绷带等材料制成，可限制膝关节、踝关节的活动。由于其结构简单，强度不高，通常被用作过渡性辅具。待患者的膝关节稳定性得到改善，可更换为踝足矫形器。

**2. 铰链式膝踝足矫形器** 由高温热塑板材、金属膝关节、金属支条组成。患者穿戴矫形器站立时可限制膝踝关节活动；坐下时，打开膝关节锁，可让患者轻松坐下。结构相对复杂、强度高，适用于伸膝无力的脑卒中患者长期使用。

使用膝踝足矫形器进行训练时的注意事项

膝踝足矫形器一般用于脑卒中的中、重度患者早期站立及步行训练。训练时，应强化安全意识，要有专人在患侧保护。选择平衡、防滑、无障碍环境进行训练，防止跌倒引起二次损伤。步行训练过程中要循序渐进，先学会站立找到自身的重心，再学习行走重心的转移和迈步，后期使用步行康复辅具，如助行架等。此外，步行训练过程中应该防止屏气，以免引起血压升高。

**使用下肢矫形器时的注意事项**

1. **穿戴方式** 穿戴矫形器时，先将脚部置于矫形器内，然后固定矫形器的带子，确保矫形器紧贴足踝部，支撑力合适。

2. **矫形器的清洁** 每天使用时必须清洁矫形器，避免灰尘、细菌等影响皮肤健康。可用消毒纸巾或湿布擦拭、晾干即可。

3. **矫形器的调整** 如果矫形器固定带松动或弹簧变形，以及其他不适，可向矫形器技师寻求调整或更换。

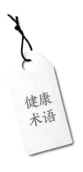
健康术语

**膝踝足矫形器**

膝踝足矫形器是指作用于膝关节、踝关节及足的矫形器。用于控制膝、踝、足关节活动，辅助患者站立和行走。适用于单膝、双膝、踝关节肌无力患者。

（邓小倩）

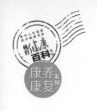

# 7. 脑卒中后出现**膝过伸**
## 怎么办

 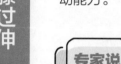

膝过伸　膝矫形器

膝过伸是脑卒中患者常见的下肢功能障碍，又称"膝反张"或"锁膝现象"。患者在站立或行走时，患侧下肢在支撑期为维持身体稳定而出现的代偿现象，表现为膝关节过度伸展，身体重心后移，患侧髋关节过度屈曲，身体出现后倾趋势，这些都会影响正常的步行和运动能力。

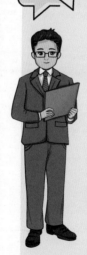

**专家说**

### 为什么要控制膝过伸

膝关节在步行中反复过度伸展会牵拉膝关节后方的软组织，容易形成累积性的慢性损害，如关节囊、软骨、膝后韧带及前交叉韧带损伤等，造成膝关节的疼痛和不稳定性。长期膝过伸还可能造成膝关节慢性退化，阻碍康复进程，从而影响患者心理状态及降低其生存质量。正确应用膝矫形器可以预防损伤的发生、保护膝关节，还能减轻疼痛，延缓病情进一步发展。

### 常用的膝过伸矫形器有哪些

为预防和治疗膝过伸，通常可以根据膝过伸的程度选择单独使用踝足矫形器或膝矫形器来控制膝过伸。若患者使用踝足矫形器后仍不能充分控制膝过伸，可以联合使用膝矫形器。常用的膝矫形器如下。

**1. 软性膝矫形器** 由带膝关节支条的强力弹性织物制成，不限制膝关节屈曲，但限制伸展。适用于轻度膝过伸患者。

**2. 膝反屈矫形器** 由金属框架制成，专用于膝反屈。腘窝部的皮带可调节，用三点固定法使膝关节保持在伸直或微屈状态。适用于轻、中度膝过伸患者。

**3. 铰链式膝矫形器** 用热塑材料、金属膝关节取型定制而成，用于防止膝反屈和侧方不稳定。适用于中、重度膝过伸患者。

### 正常的膝关节活动度

屈曲 0°~140°，伸直为 180°，内旋 0°~15°，外旋 0°~30°。膝关节允许 5° 以内的过度活动，当主动活动过度伸直大于 5° 时，则称之为膝过伸。

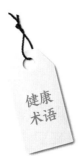

**膝矫形器**

膝矫形器是作用于膝关节的矫形器，用于控制膝关节活动，辅助患者站立和行走。适用于膝过伸、膝反张、膝不稳定的患者。

（邓小倩）

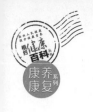

# 8. 脑卒中后出现
# 足下垂怎么办

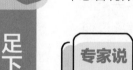

足下垂、内翻导致的步态异常是脑卒中患者的主要功能障碍，严重影响其日常生活能力和生存质量。踝足矫形器的应用，是帮助脑卒中患者有效改善步行能力的主要方法之一。

**专家说** 脑卒中患者使用踝足矫形器的作用

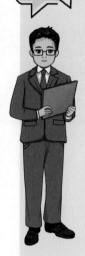

踝足矫形器作为脑卒中患者常用康复干预手段，是改善步态、提高步行能力的重要辅助器具。早期应用可以提高平衡能力，增强膝关节的稳定性，预防足下垂及足内翻。中期应用可以改善运动的协调能力和步行能力，提高步行速度和步行效率，矫正足下垂、内翻等畸形。后遗症期应用可促进运动功能的提高，提高生存质量。

**常用的踝足矫形器有哪些**

**1. 挠性踝足矫形器** 可依据患者情况选择成品或者定制。它通过限制踝关节运动，控制跖屈，提供适当的固定和保护。同时采用具有挠性的材料，允许踝关节轻度地活动，减轻踝关节的压力和负荷。适用于轻度内翻、跖屈肌张力不高的脑卒中患者。

2. **静态踝足矫形器**  由高温热塑板材定制而成，固定踝关节于功能位。适用于内翻、跖屈肌张力较高的脑卒中患者。

3. **动态踝足矫形器**  带关节的踝足矫形器可以控制踝关节运动，既能固定踝关节于中立位或轻度背屈位，也能对抗或减少步行时引起的小腿三头肌痉挛，防止膝过伸，还能随着痉挛的改变调节膝关节的固定角度。适用于轻中度踝背伸肌无力、足下垂和内外翻畸形的脑卒中患者。

4. **储能式踝足矫形器**  由碳纤材料制成，利用碳纤可产生形变储能的特点，在蹬离前期借助地面的反作用力使碳纤结构被动屈曲；在蹬离后期碳纤主动恢复原状时产生推进力。可减少步行时的能量消耗，改善步态。适用于轻中度踝背伸肌无力、足下垂的脑卒中患者。

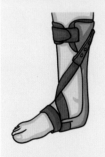 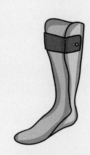 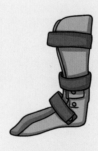 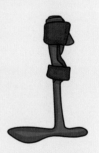

挠性踝足矫形器　　　静态踝足矫形器　　　动态踝足矫形器　　　储能式踝足矫形器

踝足矫形器

## 为什么脑卒中患者会出现足下垂

脑卒中患者出现足下垂是由于脑受损而引起的。由于患者长期卧床，小腿三头肌持续痉挛以及长期制动胫前肌和腓骨长短

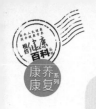

肌激活不足，导致足背肌、趾屈肌之间肌力不平衡，使患侧足下垂、内翻及跟骨不能着地。同时由于膝伸肌痉挛使膝关节不能充分屈曲，导致典型的代偿性"划圈步态"。

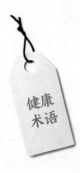

### 踝足矫形器

踝足矫形器是作用于踝关节和足部的矫形器，用于控制踝关节、足活动，辅助患者站立和行走。适用于足下垂、内翻的脑卒中患者。

（邓小倩）

三

# 移动康复
# 辅助器具

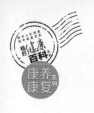

# 9. 脑卒中后**不能走路怎么办**

轮椅是常用的康复辅助器具之一。在脑卒中发病早期，轮椅可帮助患者进行治疗转移，减轻照顾者的负担；在康复后期，对于不能行走的脑卒中患者，可以依靠上肢力量驱动轮椅，实现代步功能，从而进行独立自主地生活、学习、工作以及娱乐活动，更好地融入社会生活。

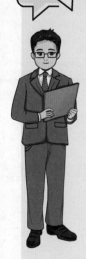

**脑卒中患者应该如何选择轮椅**

病情严重者选用可以调节体位的高靠背轮椅。如果患者无认知障碍、有较好的理解能力和协调性，可选电动轮椅。平衡功能好者可选用单侧驱动轮椅或坐高较低的标准轮椅，并安装可拆卸式脚踏板和腿托，以便能让脚充分着地，通过用健侧的上下肢完成轮椅的驱动操作。

**如何选择轮椅的尺寸**

选配轮椅要像买衣服一样，尺寸也应当合身。尺寸合适可使身体各部位受力均匀，不但舒适，还可以预防不良后果的出现。所有的测量需要使用者坐在轮椅上进行，主要有以下建议。

**1. 座宽**　根据世界卫生组织的最新资料，建议轮椅座宽即为坐位时两臀间或两股之间的宽度。

**2. 座深**　患者保持直立坐姿坐在轮椅上，骶部接触靠背，腘窝部（膝盖正后方，大腿与小腿衔接处的凹陷）与座位前缘之间应为 6.5 厘米。

**3. 靠背高度**　一般选择靠背上缘与患者腋下相差约 10 厘米为宜（普通轮椅靠背高度肩胛下角平面），但应依据患者躯干功能状态而定。靠背越高，患者坐时越稳定；靠背越低躯干及双上肢的活动越方便。

**4. 脚踏板高度**　脚踏板距地面至少 5 厘米。

**5. 扶手高度**　患者坐好后肘关节屈曲 90°，以前臂下缘至座位的距离再向上加 2.5 厘米为宜。

健康加油站

## 什么是规范的轮椅坐姿

为保证患者乘坐轮椅的安全，预防因使用不当导致的损伤和畸形，让患者保持规范的轮椅坐姿非常重要。

臀部紧贴轮椅靠背，保持骨盆直立，双眼平视；上身稍向前倾，头部立于脊柱上方，保持平衡稳定的状态；双手要握住轮椅扶手，肘关节保持屈曲；下肢双膝关节屈曲，髋与膝部处于同一高度；双足平行，双足骨盆同宽，由脚底均摊下肢的重量，以减少身体的偏移；调节脚踏板的高度，让座椅面贴合大腿。

（邓小倩）

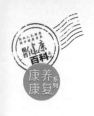

# 10. 脑卒中后**走路不稳**
## 怎么办

脑卒中患者急性期过后，大部分都会出现不同程度的后遗症。其中，走路不稳主要是因为患侧下肢力量不足或小脑、脑干损伤导致的平衡协调障碍所致。为避免患者因走路不稳而受伤，并重新获得运动能力，可选用适合的助行器，用以帮助患者提高运动功能、锻炼肌肉力量、改善生活自理能力。

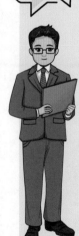

**用于脑卒中患者的助行器有哪些**

助行器主要分为单臂操作助行器以及双臂操作助行器。单臂操作助行器常称为"拐"，包括手杖、肘（拐）杖、前臂支撑拐、腋（拐）杖、多脚拐杖和带座拐杖。双臂操作助行器常称为"步行器"，包括助行架、轮式助行架、助行椅以及助行台。

**脑卒中患者如何选择合适的助行器**

选择助行器时要综合考虑患者承受自身重量的能力、站立能力、保持平衡能力以及上肢控制能力，选择最贴合患者功能情况的助行器。例如，单脚拐杖适合一侧下肢功能轻度障碍、轻度偏瘫患者，但要求上肢有一定的支撑力，手部有一定的握力，如果患者平衡能力欠佳，为预防不安全事故发生可以选择多脚拐。上肢力量正常，但下肢活动部分障碍，平衡能力较差，步行、站立需要借助矫形器的脑卒中患者可以选择助行架。躯干、上肢力量均较差的患者，可选择助行台，辅助站立及步行训练。

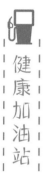

健康加油站

## 什么样的患者可以使用助行器

当患者具备了一定的认知能力、下肢的负重能力、良好的站立平衡能力，以及可以完成主动屈髋、屈膝时方可使用助行器。过早使用助行器可能会影响患者功能的恢复，过度依赖助行器。还可能因为自身肌力不足但过早负重步行，患侧的髋、膝、踝关节为实现躯干稳定而代偿导致膝关节过伸、踝关节跖屈足等变形。

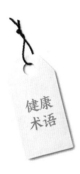

健康术语

### 手杖
手杖是辅助行走的杖，主要用于手部辅助运动，可以帮助患者练习行走。

### 助行器
助行器是一种特殊的器械，用来辅助行走可以在一定程度上锻炼患者腿部，使下肢骨骼肌肉得到锻炼，从而改善行走姿势。

（邓小倩）

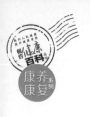

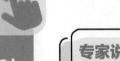
# 11. 如何安全有效地
# 帮助脑卒中患者转移

在脑卒中发病早期，正确使用转移辅具，可以有效减轻照顾者的负担，并帮助患者安全、快捷地进行转移。

**专家说**

### 为什么要定期帮助脑卒中患者转移

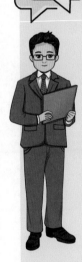

定期的体位转移，不仅可以促进血液循环，还可以预防因静止卧床而引起的压疮、肌肉萎缩和关节挛缩等并发症，最大限度地保持身体各关节的活动范围。正确的转移方式还可以避免因为操作不当导致的坠床、滑倒、骨折等二次伤害。

### 用于脑卒中患者转移辅具有哪些

**1. 转移板**　主要用于帮助患者安全有效地进行床椅转移以及从床到沙发、马桶等。转移板不但可以让患者独立使用，也可帮助照顾者协助进行转移时使用。

**2. 转移带**　转移时护理人员最常使用的是腰部转移带，提高转移时的姿势稳定性和方便转移时抓握，给予患者安全有效的保护。

**3. 推行式移位机** 简称"移位机"，主要是由可升降的悬臂 / 立柱、吊架、吊兜、主机支架、电机、电池和可张开合拢的底盘所组成。目前，推行式移位机在室内移动康复辅助器具中运用较为广泛，主要分为手动和电动两种。手动推行式移位机主要以手动或液压动力为主，操作较为繁复，设备承重较轻，整体设备使用为手动操作。其应用范围主要在家庭和护理中心使用，以从床面移位至轮椅上为主。

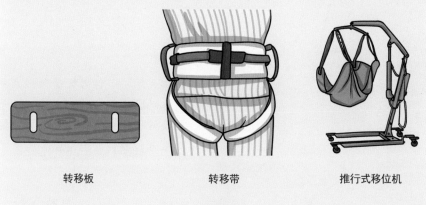

转移板　　　　　　　转移带　　　　　　推行式移位机

转移辅具

**进行体位转移时有什么要求**

1. 在体位转移前，应向患者及家属说明体位转移的原因及意义，以取得他们的积极配合。

2. 在体位转移过程中，注意动作协调轻稳，不可强力拖拉，并尽可能鼓励患者发挥自身残存能力，同时给予必要的协助和指导。

3. 患者在独立转移时应注意自身状况，有无压痛，观察全身皮肤有无出血点，局部皮肤有无红斑、破溃及肢体血液循环是

否良好等情况，发现异常要及时处理。

4. 体位转移后，要确保患者处于舒适、安全的状态，并保持功能位。

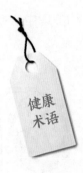

**体位转移**

体位转移是指人体从一种姿势转移到另一种姿势的过程，包括卧→坐→站→走。一般分为独立转移、辅助转移和被动转移三大类。其目的是使脑卒中患者能够独立地完成各项日常生活活动。

（邓小倩）

四

# 生活自助具

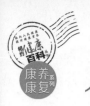

# 12. 脑卒中后**生活不能自理**
## 怎么办

　　偏瘫是脑卒中后患者最常见的遗留症状，主要表现为患侧肌力减弱、主动控制能力下降及肌张力异常等，这些异常往往会导致异常姿势、运动及步态的出现，从而严重影响了患者的运动功能和生活自理能力。对于生活不能自理的患者，可借助专门的器具来辅助完成日常生活活动，以代偿已丧失的功能。

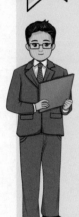

### 用于脑卒中患者的自助具有哪些

　　针对不同需求的患者，可选择不同类型的生活自助具。例如，在进食方面，有加粗柄的勺子、弯头的叉子、防洒碗等；在修饰穿衣方面，有纽扣器、拉衣钩、穿袜器、鞋拔等；对于尿便失禁的脑卒中患者，可使用尿便失禁预警监测装置；在文体类康复辅具中，有握笔器、翻页码器等。

### 怎么选择生活自助具

　　可根据经济、实用、可靠的原则，选择患者需要的自助具并指导其正确使用。简单的自助具可将现有的生活用具适当改造就可以完成。选用和制作自助具应遵循达到改善患者日常生活活动自理的目的，简单易学、容易操作，大小、松紧可调，对佩戴的患者无害等的原则。

**使用自助具的意义**

绝大多数脑卒中患者无法应用患侧上肢完成日常活动，但在选配适当的自助具后，就可以很好地解决由于肢体功能障碍导致的独立生活困难。同时，通过使用自助具还可以强化患侧手的应用，防止失用性萎缩，让患者重拾信心，进一步提高生活质量，并减少照顾者的负担。

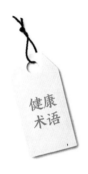

健康
术语

**自助具**

自助具是指利用患者残存功能，在不需要借助外界能源的情况下，单靠患者自身力量就可以独立完成日常生活活动而设计的一类器具。大部分自助具与上肢功能和日常生活活动有关，主要用于功能无法恢复的患者。

（邓小倩）

# 13. 脑卒中后**不能沟通**
## 怎么办

对于脑卒中后出现的沟通交流障碍患者，言语 - 语言治疗是目前常用的治疗方法之一。此外，还可以借助辅助沟通设备

（augmentative and alternative communication，AAC）来帮助患者和他人进行沟通交流，满足日常生活需求。

### 为什么需要使用辅助沟通设备

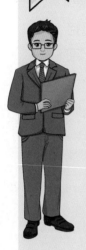

沟通是每个人基本的需求之一。辅助沟通设备可以帮助医护人员更好地与患者交流，提高患者治疗的依从性，以达到更好的治疗效果。言语障碍者也可以借助 AAC 在人际沟通中及时有效地表达自己的需求、情绪、意愿，提高语言和阅读能力，提高生活质量。

### 用于脑卒中患者的辅助沟通设备有哪些

沟通辅具可看作是任何可补偿、改善或替代自然言语表达或书写表达的方法。根据科技含量，辅助沟通设备可分为无科技、低科技、中科技、高科技四类。

**1. 无科技辅助沟通设备**　包括任何非语言交流来分享信息的方式，如手势、眼神交流、面部表情、肢体语言。

**2. 低科技辅助沟通设备**　包括打印出来的沟通书本和沟通板，通常包含符号来代表人物、地点和事物。在使用低科技的沟通板时，可以依照个人的需求和活动内容来设计，如沟通字母板、沟通便携相册、拼音表。

**3. 中科技辅助沟通设备**　通常是指运用非常简单的科技，一般是由一些按钮加上简单的录音组成的。可以是纸质沟通板和高科技 AAC 设备之间的过渡。但是，使用高科技设备之前，并不一定都要先用中科技的设备，如电子沟通板、语音输出开关。

**4. 高科技辅助沟通设备** 指运用高科技手段，如眼控仪可利用眼球追踪技术，配合相应的控制软件，模拟鼠标和键盘功能。这类设备可帮助双上肢功能障碍的脑卒中患者用眼睛来控制电脑，实现上网聊天、沟通交流甚至继续工作。

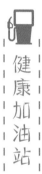

健康加油站

## 如何为脑卒中患者选择合适的辅助沟通设备

选择沟通设备并非"非此即彼"，也不用从"低科技到高科技"进阶。每位患者都有不同的方式沟通，肢体功能及认知情况也不同。因此，将高科技 AAC 和其他的沟通策略（包括低科技 AAC）结合起来使用，才能最大化地满足患者的沟通需求。

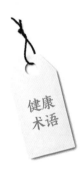

健康术语

**辅助沟通系统**

辅助沟通系统是一种替代沟通的方式、为有沟通障碍的人群寻求一切改善沟通能力的方法及工具，满足言语障碍人群的交流需求。

（邓小倩）

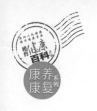

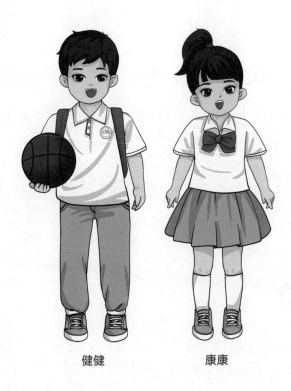

相约健康百科丛书

## 人物关系介绍

健健　　　　　康康

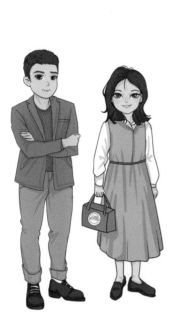

爸爸 妈妈

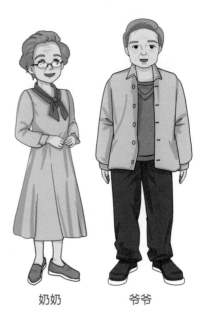

奶奶 爷爷

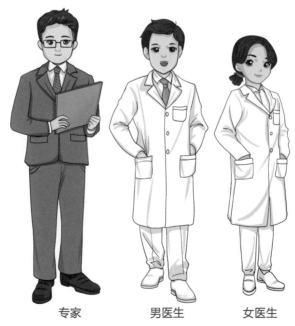

专家 男医生 女医生

**图书在版编目（CIP）数据**

脑卒中康复怎么办 / 燕铁斌，金冬梅主编 . -- 北京 ：
人民卫生出版社，2024. 7. --（相约健康百科丛书）.
ISBN 978-7-117-36612-0

I. R743.09

中国国家版本馆 CIP 数据核字第 202413WW34 号

| | | |
|---|---|---|
| 人卫智网 | www.ipmph.com | 医学教育、学术、考试、健康，<br>购书智慧智能综合服务平台 |
| 人卫官网 | www.pmph.com | 人卫官方资讯发布平台 |

相约健康百科丛书

脑卒中康复怎么办

Xiangyue Jiankang Baike Congshu
Naocuzhong Kangfu Zenmeban

主　　编：燕铁斌　　金冬梅
出版发行：人民卫生出版社（中继线 010-59780011）
地　　址：北京市朝阳区潘家园南里 19 号
邮　　编：100021
E - mail：pmph @ pmph.com
购书热线：010-59787592　　010-59787584　　010-65264830
印　　刷：北京盛通印刷股份有限公司
经　　销：新华书店
开　　本：710 × 1000　　1/16　　印张：24
字　　数：311 千字
版　　次：2024 年 7 月第 1 版
印　　次：2024 年 8 月第 1 次印刷
标准书号：ISBN 978-7-117-36612-0
定　　价：75.00 元

打击盗版举报电话：010-59787491　　E-mail：WQ @ pmph.com
质量问题联系电话：010-59787234　　E-mail：zhiliang @ pmph.com
数字融合服务电话：4001118166　　E-mail：zengzhi @ pmph.com